COURS

D'HYGIÈNE ET DE PROPHYLAXIE.

Ch. Duriez, imp. à Senlis.

COURS
D'HYGIÈNE ET DE PROPHYLAXIE

A L'USAGE

MAISONS D'ÉDUCATION

ET

DES GENS DU MONDE;

par

Le Docteur A. WAHU,

Médecin militaire de première classe, attaché au ministère de la guerre; Médecin de l'Hôpital de Perfectionnement; Fondateur et ancien Rédacteur du **Répertoire du Progrès médical**; Auteur des **Annuaires de Médecine et de Chirurgie pratiques**; Correspondant de plusieurs Académies et Sociétés savantes nationales et étrangères.

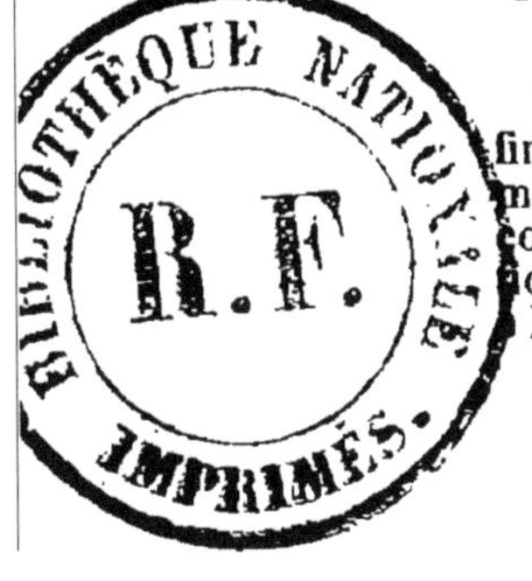

De même que l'eau qui tombe par gouttes finit par creuser la pierre la plus dure, de même aussi une influence mauvaise quelconque, souvent répétée, bien que son action journalière ne puisse être appréciée, use à la longue la constitution la plus robuste.

Cours d'Hyg. et de Prophyl., p. XI.

PARIS

GERMER BAILLIÈRE, LIBRAIRE,

17, rue de l'École-de-Médecine,

ET CHEZ L'AUTEUR, 36, RUE BELLECHASSE.

1847

AVANT-PROPOS.

Au point de vue physique, aussi bien qu'au point de vue moral, le *plaisir* et la *douleur* sont les deux dominateurs de l'homme; toutefois, ces deux sensations n'accompagnant ou ne suivant pas toujours immédiatement nos actes physiques, les individus qui ne connaissent pas les règles de l'hygiène agissent souvent contrairement à leur propre intérêt, dans l'ignorance où ils sont s'il en résultera du *plaisir* ou de la *douleur*. Les personnes instruites, elles-mêmes, n'appréciant pas à sa juste valeur la *douleur* qui doit être la conséquence de certains actes dépendants de leur volonté, se laissent dominer par le *plaisir* du moment, qui souvent sollicite l'homme d'une manière impérieuse.

Adoptant la forme ordinaire, nous aurions pu faire un petit *Traité d'hygiène*; mais des faits présentés chacun isolément, sous forme de *maximes*, se classent mieux dans la mémoire; et comme, en définitive, notre but est de rendre populaires les préceptes fondamentaux de l'hygiène, nous avons sacrifié au désir d'être utile, la petite satisfaction d'amour-propre qu'il peut y avoir à enchaîner les faits dans une suite de périodes arrondies, de phrases ornementées. Ce qui n'avait point encore été fait, nous avons essayé de le faire; et ce qui nous y a le plus incité, c'est que, indépendamment des règles tracées par les principaux auteurs, nous avions encore à notre disposition les observations recueillies par nous pendant de longues années passées dans des régions et sous des latitudes diverses.

Tous les auteurs, qui ont écrit sur l'hygiène, ont toujours mêlé à leur sujet principal des considérations physiologiques plus ou moins nombreuses, plus ou moins étendues, et cela devait être, puisque ces auteurs écrivaient pour des médecins. Quant à nous, écrivant pour les personnes étrangères aux sciences médicales, nous nous sommes abstenu, autant que possible, d'entrer dans le domaine de la physiologie, et nous nous sommes scrupuleusement renfermé dans notre sujet. On pourra nous objecter que nous avons parfois abordé le terrain de la physique, mais nous trouvons notre excuse dans la pensée qu'aujourd'hui la physique élémentaire est connue de la plupart des personnes qui ont reçu quelque éducation, et d'ailleurs le peu de physique introduit dans notre livre était indispensable à l'intelligence de certains préceptes hygiéniques.

Nous avions à nous abstenir d'introduire dans notre travail des termes trop techniques, des locutions trop médicales ; nous pensons avoir réussi à nous rendre intelligible pour tout le monde, tout en nous garantissant des trivialités du langage.

Il importait, aussi, dans un livre destiné à faire partie des ouvrages consacrés à l'éducation de la jeunesse, d'éviter de parler des choses qui sont hors de la portée de l'adolescence, et c'est ce que nous avons fait.

Enseigner à tous, et surtout aux enfants, la possibilité de se soustraire aux effets pernicieux des agents qui nous entourent ; leur apprendre que la plupart des maladies qui affligent l'espèce humaine reconnaissent pour cause l'usage intempestif ou abusif de beaucoup de ces agents, c'est les habituer à prendre toute leur vie les précautions nécessaires pour éviter l'action nuisible de ces mêmes agents ; c'est, aussi, travailler à l'amélioration de l'espèce.

COURS
D'HYGIÈNE ET DE PROPHYLAXIE.

INDEX DES DIVISIONS DE L'OUVRAGE.

—

PROLÉGOMÈNES.

—

1.

L'*hygiène* est la science qui nous apprend à conserver notre santé, et qui nous fait connaître les moyens à employer pour jouir sagement de la vie, et pour éviter les influences mauvaises des agents quelconques qui nous entourent.

2.

La *Prophylaxie* nous apprend à prévenir les maladies; cette science n'est qu'une conséquence de l'application des règles de l'hygiène.

3.

De même que l'eau qui tombe par gouttes finit par creuser la pierre la plus dure, de même aussi une influence mauvaise quelconque, souvent répétée, bien que son action journalière ne puisse être appréciée, use à la longue la constitution la plus robuste.

4.

La connaissance et l'application des règles de l'hygiène ont pour résultat définitif de rendre l'homme heureux physiquement et d'adoucir ses mœurs.

5.

La *matière de l'hygiène*, c'est-à-dire la réunion des influences auxquelles l'homme est soumis, se divise en six parties distinctes :

1° Les choses qui environnent l'être humain ; 2° les choses qui servent à l'alimentation ; 3° les choses qui servent au vêtement ; 4° les choses éliminées du corps par les voies naturelles ; 5° les mouvements divers, exécutés sous l'empire de la volonté ; 6° les actes de l'intelligence qui ont rapport au physique de l'homme (*).

(*) Ces six divisions se rendent, d'une manière parfaite et facile à retenir, par les mots latins suivants : *Circumfusa, Ingesta, Applicata, Excreta, Gesta, Percepta.*

LIVRE I.

DES CHOSES QUI ENVIRONNENT L'HOMME.

(*Circumfusa.*)

1. — Les choses qui nous environnent sont : l'*air*, la *lumière*, l'*électricité*, les *eaux*, le *sol*, les *climats*, les *habitations*.

§ 1. De l'air.

2. — La masse d'*air* qui enveloppe la terre et dans laquelle sont plongés tous les êtres qui habitent la surface de notre globe, se nomme *atmosphère ;* cette masse d'air a 50 à 60 kilomètres (10 à 12 lieues) d'épaisseur.

3. — L'*atmosphère* est formée de trois corps gazeux : *azote*, *oxigène*, et *acide carbonique*.

4. — L'air pur n'est composé que de : 79 parties d'*azote*, et de 21 parties d'*oxigène*. L'air que nous respirons, contient aussi quelques traces d'*acide carbonique;* et en outre : de la *vapeur d'eau*, de la *chaleur*, de la *lumière* et de l'*électricité*.

5. — L'air peut encore contenir accidentellement, et en raison des diverses localités : des *miasmes des marais*, ainsi que des *émanations délétères* qui se dégagent des matières animales ou végétales en putréfaction.

6. — L'air est indispensable à la vie. Son influence sur le corps humain varie selon qu'il est : *pur* ou *impur; raréfié* ou *condensé ; froid* ou *chaud; sec* ou *humide* (1).

7. — L'air est d'autant plus pesant qu'on se rapproche plus de la surface de la terre; il est d'autant plus léger qu'on s'élève davantage dans l'atmosphère.

8. — L'homme respire d'une manière parfaite à la surface de la terre; sa respiration devient plus pénible à mesure qu'il s'éloigne de cette surface.

9. — L'air des montagnes est d'autant plus léger qu'on se trouve sur des montagnes plus élevées.

10. — A la surface de la terre, dans les plaines situées au niveau de la mer, on respire lentement, parce que l'air étant *dense*, chaque inspiration fait pénétrer dans les poumons la quantité d'air nécessaire.

11. — Sur les hautes montagnes la respiration est précipitée, parce que l'air étant *rare*, chaque inspiration n'amène pas dans les poumons la quantité d'air nécessaire à la respiration, et qu'on est obligé de multiplier les inspirations pour introduire dans les poumons, dans un temps donné, la quantité d'air voulue.

12. — Le *calorique* est un fluide impondérable répandu dans tous les corps ; l'air en contient une certaine quantité qui varie suivant les saisons et suivant les climats.

13. — Lorsque l'air contient une grande quantité de calorique, nous éprouvons la sensation de la chaleur ; lorsque la quantité de calorique contenue dans l'air vient à diminuer, nous ressentons la sensation du froid.

14. — La vie est d'autant plus active et d'autant plus agréable que la quantité de chaleur atmosphérique est mieux proportionnée à notre organisation. Une température élevée diminue les forces vitales, une température trop basse agit de la même manière.

15. — Toutes choses égales d'ailleurs, l'air est d'autant plus chaud qu'on est plus prés de la surface de la terre ; il est d'autant plus froid qu'on s'élève davantage sur les montagnes.

16. — La cause de cette différence dans la température de l'air, tient à ce que les plaines présentant de vastes surfaces, les rayons solaires y sont répercutés en grande quantité ; tandis qu'il n'en est pas de même sur le sommet des hautes montagnes, qui re-

présentent des points isolés et plongés dans l'espace.

17. — L'air contient une certaine quantité d'*humidité*, qu'on ne peut apprécier que par les effets qu'elle produit.

18. — Les effets de l'humidité répandue dans l'air, varient en raison du plus ou moins de chaleur de la température.

19. — L'action longtemps prolongée d'un air *chaud* et *humide*, prédispose aux maladies scorbutiques, à l'affaiblissement général qui résulte de l'appauvrissement du sang.

20. — L'air chaud et humide affaiblit l'homme; il émousse l'appétit; il rend la digestion difficile; il diminue l'activité de la circulation du sang, et rend la respiration pénible.

21. — L'air chaud et humide a encore pour effet de provoquer la sueur, en s'opposant à l'évaporation de la transpiration qui, dans l'état normal, sort, d'une manière insensible, par tous les pores de la peau.

22. — L'air humide et chaud provoque la fermentation des matières animales ou végétales privées de vie ; il facilite ainsi le dégagement des miasmes délétères dont il se sature et qu'il transporte au loin à l'aide des courants atmosphériques.

23. — Une pluie douce qui survient en été après une longue sécheresse, décompose rapidement les matières animales ou végétales répandues sur le sol et facilite le dégagement des miasmes délétères.

24. — Les plus grandes causes d'insalubrité se rencontrent dans un air chaud et humide, qui prive le corps humain de sa tonicité et le dispose à l'absorption des miasmes.

25. — L'air *sec* et *chaud* est en général plus sain que l'air humide et chaud. Toutefois, les constitutions sèches et bilieuses, et les individus atteints de maladies aiguës, se trouvent mieux de l'air humide et chaud.

26. — L'air sec et chaud, en proportion du calorique qu'il contient, provoque la dilatation des fluides et des solides qui constituent le corps humain.

27. — Sous l'influence d'un air sec et chaud les organes situés au centre du corps perdent de leur activité ; les organes placés à l'extérieur du corps, ainsi que la peau, reçoivent un surcroît d'excitation.

28. — Un air sec et chaud détermine le gonflement de la peau par suite de l'afflux des liquides vers la périphérie du corps ; la transpiration normale insensible augmente et occasionne la sueur ; celle-ci est entretenue par la sécheresse de l'air qui absorbe la sueur et qui en détermine incessamment la formation.

29. — Sous l'influence d'un air sec et chaud, la quantité de l'urine diminue, la respiration a moins d'activité, la sécrétion de la bile est augmentée.

30. — L'air sec et chaud ne détermine les phénomènes

indiqués ci-dessus, qu'en raison directe de son degré de sécheresse et de caloricité.

31. Un air très sec et très chaud diminue la sécrétion de la salive, fait perdre l'appétit, s'oppose à la digestion; la déperdition de la partie aqueuse du sang par la transpiration, exige que l'on boive souvent; et les liquides ingérés passent immédiatement dans le torrent circulatoire d'où ils sont bientôt éliminés et portés vers la peau.

32. — Les individus à constitution molle et humide, et doués de peu d'activité vitale, se trouvent bien de l'influence d'un air sec et chaud, qui les stimule et imprime à leurs organes le degré d'activité nécessaire à l'entier accomplissement des fonctions vitales.

33. — L'air modérément sec et chaud, est avantageux dans les maladies caractérisées par l'inertie de l'action vitale, telles que les scrofules, le rachitisme. Cet état atmosphérique est nuisible aux constitutions sèches et irritables, aux personnes nerveuses.

34. — L'air *sec* et *froid* est toujours le résultat d'un abaissement de température à zéro et au-dessous, du thermomètre centigrade. Au-dessus de zéro, il existe trop d'humidité dans l'air, pour que l'état atmosphérique soit froid et sec.

35. — L'air sec et froid crispe la peau; il diminue, par conséquent, la transpiration; il agit sur tous les organes comme stimulant; il augmente les forces vitales et surtout les forces musculaires.

36. — Les individus bruns, sanguins, les constitu-

tions fortes, résistent beaucoup mieux à l'action de l'air sec et froid que les tempéraments mous et que les individus blonds et flegmatiques (2).

37. — L'air sec et froid à un degré modéré, régularise toutes les fonctions du corps ; il procure un appétit plus grand et une digestion plus facile ; les évacuations alvines diminuent ; les urines deviennent plus copieuses.

38. — Les bons effets de l'air sec et modérément froid n'ont lieu qu'autant que l'individu possède une force vitale suffisante pour réagir. Ces bons effets ne se font pas ressentir chez les individus affaiblis par l'âge ou les maladies.

39. — L'air sec et modérément froid convient aux individus lymphatiques et scrofuleux.

40. — Une température sèche et froide longtemps soutenue détermine une circulation du sang plus active, un excès de nutrition, et, par suite, des congestions sanguines vers les principaux organes.

41. — Si le froid augmente, que la température descende à 10° au-dessous de zéro, la transpiration de la peau est supprimée ; les forces musculaires s'engourdissent et diminuent.

42. — L'air *humide* et *froid* fait éprouver une sensation plus désagréable que l'air sec et froid ; le froid humide pénètre plus facilement à travers les vêtements que le froid sec.

43. — Sous l'influence du froid humide, la circulation sanguine est moins active ; l'appétit diminue ; la digestion devient lente et pénible ; la sécrétion de l'urine est augmentée.

44. — Lorsque le corps est soumis pendant longtemps à l'influence du froid humide, le sang s'appauvrit; il en résulte un état de débilité générale qui prédispose aux affections scorbutiques, scrofuleuses ; aux catarrhes, aux rhumatismes,

§ 2. De la lumière.

45. — La *lumière* émane directement du soleil. Elle agit sur l'homme de deux manières : l'une générale, l'autre locale.

46. — L'action générale de la *lumière solaire* porte sur le système nerveux et principalement sur la peau; son action locale intéresse l'œil.

47. — La privation de la lumière a pour effet constant la décoloration de la peau. Cet effet s'observe surtout sur les individus qui, par état, sont obligés de passer leur vie dans des habitations mal éclairées.

48. — L'exposition continuelle à la lumière solaire, a pour effet de colorer la peau, de l'épaissir, et de faciliter la transpiration en favorisant l'évaporation de la sueur.

49. — La lumière solaire influe d'une manière appréciable sur l'ensemble de la constitution. Les individus exposés fréquemment à l'action de la lumière sont, en général, robustes et doués d'une bonne constitution.

50. — Les individus qui sont soustraits à l'action de la lumière solaire pendant la plus grande partie de leur vie, sont en général d'une mauvaise constitution; ils deviennent scrofuleux ou rachitiques.

51. — L'influence de la lumière solaire est, en général, en rapport direct avec l'intensité de la chaleur solaire. Les nuances qui caractérisent les différents peuples du globe sont donc l'expression à peu près exacte des intensités de lumière et de chaleur réunies.

52. — La race nègre ne dépasse pas les limites de la zône torride; et dans ces limites elle n'existe que là où le thermomètre centigrade indique 35 à 37 degrés.

53. — La couleur de la peau présente, en général, des dégradations successives en raison directe de l'éloignement où l'on se trouve de l'équateur (3).

54. — L'action solaire d'une intensité moyenne (chaleur et lumière réunies), favorise la nutrition du corps, régularise son développement et contribue à l'heureuse proportion des formes.

§ 3. De l'électricité.

55. — Le *fluide électrique* est abondamment répandu dans les différents corps de la nature ; la terre et l'air en sont imprégnés. L'électricité contenue dans l'atmosphère est presque toujours *vitrée* ou *positive* (4).

56. — Les nuages sont *bons conducteurs* de l'électricité ; ils la retiennent si l'air qui les entoure est très sec ; ils s'en déchargent si les courants de vents les poussent contre d'autres nuages non électrisés, ou électrisés dans un sens différent des premiers (5).

57. — L'*électricité atmosphérique*, condensée dans un nuage et passant brusquement de ce nuage à la terre, reçoit le nom de *foudre*.

58. — L'électricité atmosphérique agit sur l'homme de deux manières ; directement, dans ce cas elle le tue ou le blesse plus ou moins grièvement ; indirectement, et alors il éprouve une série d'effets dont les principaux sont : le malaise, l'assoupissement, le mal de tête plus ou moins violent.

59. — Lorsqu'un orage éclate, il est dangereux de sortir ; si l'orage survient pendant qu'on est en route, il est prudent de s'arrêter.

60. — Il est surtout dangereux de courir pendant l'orage ; la course agite violemment l'air qui nous environne, et peut ainsi contribuer à attirer la foudre.

Dans l'intérieur des maisons, on fermera soigneusement les portes et les fenêtres, afin d'éviter les courants d'air qui produiraient les mêmes résultats fâcheux.

61. — On évitera de s'abriter sous des arbres, surtout s'ils sont élevés, ou contre des édifices élevés, à moins que ces édifices ne soient pourvus de paratonnères. Dans ce cas, on évitera de se placer du côté de l'édifice où se trouve la corde du paratonnerre.

62. — Les cavités souterraines, les grottes, les endroits entourés d'eau sont d'excellents refuges contre la foudre.

63. — Les vêtements de soie ou de laine transmettent moins facilement le fluide électrique que les vêtements de toile ou de toute autre matière végétale. Néanmoins, on n'est pas hors de danger parce qu'on est vêtu de soie ou de laine.

64. — On doit éviter, pendant l'orage, de se tenir à portée des corps qui agitent fortement l'air, comme, par exemple, les cloches mises en mouvement (6).

65. — Le voisinage des métaux étant dangereux, on évitera, autant que possible, de voyager sur un chemin de fer lorsque le temps sera orageux.

66. — Le meilleur moyen de se soustraire à tout danger, pendant un orage, serait de se vêtir de soie et de s'isoler, en se plaçant sur un plateau en bois ayant des pieds en verre. Un autre moyen serait de se placer dans un hamac suspendu par des cordons de soie.

§ 4. Des eaux.

67. — Les *eaux* agissent sur l'homme directement ou indirectement. Leur action directe a lieu lorsqu'elles sont introduites dans le corps sous forme de *boissons*; ou bien encore lorsqu'à l'état de vapeur elles sont en contact avec la peau ou les poumons, par l'effet de la respiration (*a*).

68. — L'action indirecte des eaux a lieu en modifiant les produits végétaux ou animaux qui servent de nourriture à l'homme.

69. — Les eaux se divisent en *eaux courantes*, *eaux stagnantes* et *eaux pluviales*.

70. — Les *eaux courantes* sont : les torrents, les rivières, les fleuves et les différentes mers qui couvrent une partie de la surface du globe (7).

71. — La masse des eaux répandues à la surface du globe, ou dans les profondeurs de l'écorce terrestre, est continuellement modifiée par suite de l'évaporation.

72. — Les eaux courantes, surtout lorsqu'elles présentent comme les mers, les fleuves et les rivières,

---

(*a*) Nous réservons pour le *Livre* qui traite de l'*alimentation*, ce que nous avons à dire sur l'*eau* considérée comme *boisson*.

une surface plus ou moins vaste, purifient l'air en lui communiquant un mouvement rapide, qui fait qu'il se débarrasse des miasmes qu'il peut contenir.

73. — On donne le nom d'*eaux stagnantes*, à toutes les collections d'eaux immobiles ou à courants insensibles. Tels sont les lacs, les étangs, les marais, les fossés, les canaux.

74. — L'eau répandue dans l'atmosphère se réunit sous forme de *nuages*, lesquels, par suite des vents et des changements de température dans certaines couches atmosphériques, s'amoncèlent, se rapprochent de la terre et finissent par tomber sous forme de *pluie*, de *neige* ou de *grêle*.

75. — La pluie, la neige et la grêle, se divisent en deux parties, dont la plus abondante s'infiltre dans la terre, et va alimenter les étangs souterrains, lesquels donnent naissance aux sources; l'autre partie s'évapore par suite de l'action du vent ou du soleil.

76. — L'*eau atmosphérique*, lorsqu'elle est abondante, et que la température est froide, agit d'une manière défavorable sur l'homme; il est donc important de se préserver de son action.

77. — Les *eaux stagnantes* influent toujours d'une manière plus ou moins fâcheuse sur la santé. Les miasmes qu'elles dégagent donnent lieu en général à des fièvres intermittentes.

78. — Le voisinage des *lacs* présente moins d'inconvénients pour la santé, que celui des autres es-

pèces d'eaux stagnantes, en ce que l'eau des lacs se renouvelle plus souvent, et que la masse est plus profonde. Il en est de même des *canaux*.

79. — Les *marais*, les *fossés* et les *mares*, ne présentent, en général, qu'une couche d'eau peu profonde; il s'ensuit que dans leur voisinage l'air est souvent vicié par suite du dégagement des miasmes provenant de la décomposition de la vase qui constitue le fond de ces réservoirs d'eau.

80. — Le voisinage des eaux de la mer est plus ou moins favorable à la santé, suivant que les bords de la mer sont taillés à pic ou qu'ils présentent un rivage aplati.

81. — L'habitation sur les bords de la mer est insalubre, lorsque le rivage est aplati et conformé de manière à retenir, par suite du flux, de petites portions d'eau qui y croupissent et développent des miasmes délétères.

§ 5. Du sol.

82. — L'homme est constitué de manière à pouvoir habiter presque toutes les parties du globe, à l'exception des pôles; néanmoins, chaque localité exerce sur lui, à la longue, une action modificatrice de sa forme, de son caractère et de ses maladies.

83. — Toutes choses égales d'ailleurs, et abstraction faite de la latitude où une localité se trouve pla-

cée, la température de cette localité dépend invariablement de la conformation du sol et de ses autres qualités physiques.

84. — La configuration du sol, et sa composition intime, sont les deux causes essentielles du climat *réel* d'un lieu ; ces deux causes agissant sur l'homme et les animaux d'une manière constante, leur impriment des modifications spéciales.

85. — Modifier le sol en le plantant de forêts ou en le déboisant ; en desséchant les marais qui le couvrent ou en augmentant la masse des eaux qui l'arrosent ; c'est modifier presqu'à volonté la constitution des hommes destinés à habiter ce sol ; c'est changer le climat *réel*, et les conditions météorologiques de ce sol.

86. — Cultiver convenablement le sol d'une localité, c'est, en général, contribuer à l'assainissement de cette localité, et la rendre plus propre à l'habitation des hommes.

87. — La surface du sol terrestre peut se diviser en *terrains élevés*, *terrains bas* et *terrains intermédiaires.*

88. — Les *terrains élevés* sont les diverses chaînes de montagnes ou de collines ; ces terrains peuvent se subdiviser en *très élevés*, exemple : les Alpes, les Andes, etc., et en *médiocrement élevés*, tels sont : les Vosges, les Pyrénées, la Sierra Morena, les Apenins.

89. — Les terrains *très élevés* sont ordinairement

couverts de neiges éternelles à leur sommet ; l'abaissement constant de température, ainsi que la raréfaction de l'air, s'opposent à ce que ces sommets soient habités.

90. — A partir de la limite des neiges, jusque vers le bas des montagnes, les terrains élevés sont généralement secs, l'air y est vif, et les courants atmosphériques, qui sont nombreux dans ces régions, le purifient incessamment ; aussi les habitants en sont vigoureux, agiles, vifs et spirituels.

91. — Les terrains *médiocrement élevés* sont dans des conditions analogues à celles de la partie inférieure des terrains *très élevés*.

92. — Les *terrains bas* sont habituellement humides et marécageux : tels sont les plaines de la Hollande, les vallées du Tyrol, etc. Ces terrains sont, ou dominés par des montagnes, ou sous l'influence de la mer ou des grands fleuves qui les avoisinent.

93. — Les terrains bas et humides sont généralement mal aérés ; l'air perpétuellement saturé d'humidité, circule peu. Les substances végétales et animales rencontrant un sol humide, se décomposent rapidement, et produisent des miasmes qui occasionnent des maladies nombreuses.

94. — Les habitants des terrains bas et humides sont, en général, mous, peu aptes aux travaux physiques ou intellectuels, et beaucoup d'entre eux sont scrofuleux ou rachitiques.

95. — Les *terrains intermédiaires* sont les parties du globe qui tiennent le milieu entre les montagnes et les pays bas et marécageux.

96. — Les *terrains intermédiaires* présentent généralement des plaines ou des plateaux plus ou moins étendus ; ces plaines sont, tantôt médiocrement humides et fertiles, tantôt sablonneuses ou rocailleuses et arides.

97. — Les habitants des *terrains intermédiaires* sont riches et heureux, ou misérables et sauvages, suivant les localités qu'ils habitent. Leur constitution se ressent également de l'influence du sol ; l'habitant des Landes ou de l'Estremadure est maigre et chétif ; le Normand, le Galicien ou le Catalan, sont vigoureux et bien musclés.

98. — Les terrains très compactes sont impénétrables à l'humidité, mais, en revanche, ils réfléchissent fortement les rayons solaires et contribuent ainsi à l'élévation de la température de l'air qui les environne.

99. — Les terrains sablonneux laissent facilement traverser l'humidité, mais aussi ils s'échauffent beaucoup plus fortement que les autres par l'action des rayons solaires.

100. — Les terrains argileux conservent les eaux qui tombent sur le sol, et les localités formées de ces terrains présentent souvent des épidémies de fièvres intermittentes, tandis que les terrains sablonneux n'en présentent jamais.

101. — Les forêts ou les bois d'une certaine étendue, contribuent à la fertilité d'une localité en absorbant l'humidité répandue dans l'atmosphère et en conduisant cette humidité dans les profondeurs du sol.

102. — Le déboisement d'une localité montagneuse est toujours funeste, en ce qu'il permet aux eaux provenant des pluies de descendre des montagnes sous formes de torrents, qui vont augmenter instantanément, et outre mesure, la masse des fleuves et des rivières, lesquels en débordant envahissent et ravagent les terrains environnants.

103. — Le sol a une température qui lui est *communiquée* par l'action du soleil ; cette température varie en raison des latitudes et des saisons, et aussi en raison de la configuration du terrain, et de la présence ou de l'absence des végétaux à la surface du sol.

104. — Le sol a aussi une température qui lui est *propre* et qui provient du noyau central incandescent du globe ; mais cette chaleur centrale n'augmente pas la température de la croûte terrestre de plus d'un trentième de degré du thermomètre.

§ 6. Des climats.

105. — On entend par *climat* une partie plus ou moins étendue de la surface du globe, jouissant d'une température semblable, et qui place l'homme dans des conditions d'existence analogues.

106. — Les *climats généraux* sont distingués en *chauds*, *tempérés* et *froids*. Ces trois grandes zônes climatériques peuvent se subdiviser, eu égard à la configuration des différentes parties du sol et à l'emplacement des localités, près ou loin de la mer, près ou loin des grandes chaînes de montagnes.

107. — Les climats *chauds* correspondent à la partie du globe située de chaque côté de l'équateur jusqu'au 35e degré de latitude australe et boréale. L'Europe est, par conséquent, exclue de cette première division.

108. — Les climats *tempérés* correspondent à la partie du globe située entre le 35e et le 55e degré de latitude australe ou boréale. La plus grande partie de l'Europe et de l'Asie, et une partie de l'Amérique méridionale et septentrionale, sont donc sous l'influence de ce climat.

109. — Les climats *froids* s'étendent du 55e degré de latitude australe ou boréale jusqu'aux pôles. Ces climats comprennent la partie nord de l'Europe ainsi que la partie nord de l'Amérique et de l'Asie.

110. — Les trois grandes divisions des climats en *chauds*, *tempérés* et *froids*, sont fondées sur le degré absolu de la température, soit en été, soit en hiver.

111. — Les diverses localités du globe présentent, en raison de la configuration du sol, de l'éloignement ou de la proximité de la mer et des grandes chaînes de montagnes, des différences de climat qu'on ne peut apprécier qu'en étudiant chacune de ces localités.

112. — Les climats partiels dus aux différences de configuration du sol, à la proximité de la mer ou à d'autres causes quelconques, ne dérangent nullement les influences bien caractérisées des trois grandes divisions de climats, relativement à l'état de l'homme en santé ou en maladie.

113. — La température moyenne des climats *chauds* est, à l'ombre, pour l'été, de + 30°; pour l'hiver, de + 27°; pour le printemps, de + 28°; et pour l'automne, de + 26°.

114. — La température moyenne des climats *tempérés* est, pour l'été, de + 19°; pour l'hiver, de + 3°; pour le printemps, de + 10°; et pour l'automne, de + 11°.

115. — La température moyenne des climats *froids* est, entre le 64 et le 75e degré de latitude, pour l'été, de + 2°; pour l'hiver, de — 30°; pour le printemps, de — 16°; et pour l'automne de — 12°.

116. — Le point le plus chaud du globe se trouve sous l'équateur; le point le plus froid se rencontre, pour l'hémisphère boréal, au 10e degré de latitude; la température y est de — 25°. Le point le plus froid de l'hémisphère austral n'a point encore été indiqué par les navigateurs (8).

117. — Les hautes montagnes que l'on trouve dans les climats chauds présentent différents étages de climats en raison même de leur élévation. Le bas de ces montagnes correspondant aux climats chauds, la

partie moyenne correspond aux climats tempérés et la partie supérieure aux climats froids.

118. — Les nuances climatériques que l'on trouve sur les hautes montagnes dépendent de la diminution du rayonnement du calorique solaire, diminution qui a lieu en raison directe de l'élévation de la montagne.

119. — Chacune des trois grandes zônes climatériques se subdivise, par suite du nombre et de l'étendue des vicissitudes atmosphériques, en deux climats secondaires : les climats *littoraux* et les climats *continentaux*.

120. — Les climats *littoraux* comprennent toutes les régions avoisinant des masses d'eau considérables, telles que les mers, les grands fleuves, les grands lacs.

121. — Dans les climats littoraux, l'état atmosphérique est relativement très uniforme, et ses variations sont très peu sensibles (9).

122. — Les climats *continentaux* comprennent les régions qui sont éloignées de la mer ou des masses d'eau un peu étendues. Ces climats sont caractérisés par des variations atmosphériques brusques, fréquentes et extrêmes.

123. — L'effet des climats *chauds* sur l'homme consiste dans la prédominance des organes externes sur les organes internes ; il s'ensuit donc que l'action de la peau est surtout augmentée, et que les forces digestives et respiratoires sont amoindries.

124. — Dans les climats chauds, la peau et le foie sont les organes prédominants; ce sont aussi ces organes qui sont le plus fréquemment le point de départ des maladies; ce sont donc ces organes qu'il faut craindre de stimuler trop vivement.

125. — La constitution la plus ordinaire aux habitants des climats chauds est la constitution bilioso-nerveuse ou bilioso-lymphatique.

126. — Les habitants des climats chauds sont caractérisés au physique par une mollesse et une débilité générale, et au moral par l'exaltation du système nerveux et la fougue des passions.

127. — Les principales causes des maladies qui attaquent les habitants des régions inter-tropicales sont l'oisiveté, le dévergondage des mœurs, l'abus des condiments irritants, tels que le piment, la cannelle, etc., et des liqueurs fortes. Spécifier ces causes, c'est aussi indiquer les moyens d'éviter les maladies qui en dérivent.

128. — La division de l'année en quatre saisons est applicable aux climats *chauds* et aux climats *froids* tout aussi bien qu'aux climats *tempérés*. Toutefois, les mêmes saisons ne se correspondent pas, quant à la température et aux conditions météorologiques, dans les trois zônes climatériques.

129. — Dans les climats *chauds*, l'hiver commence en novembre et finit en février; il a quelqu'analogie de température avec les deux derniers mois du prin-

temps en Europe. La saison qui suit l'hiver est appelée saison *sèche* et finit en mai.

130. — Entre la saison sèche et le mois d'août, se trouve une période caractérisée par de brusques variations atmosphériques, quelques ondées orageuses. Au mois d'août commence la saison des pluies qui finit en novembre.

131. — L'année tropicale est caractérisée par l'intensité et la permanence de la chaleur. Six mois de sécheresse et de chaleur intense ; six mois d'humidité avec un léger abaissement de température.

132. — Dans les climats *tempérés*, les saisons sont caractérisées par des changements de température assez marqués si l'on compare le milieu de l'été avec le milieu de l'hiver, mais qui suivent néanmoins des gradations presque insensibles si on les considère dans leurs successions journalières.

133. — Dans les climats *tempérés*, l'hiver commence au 21 décembre et finit au 20 mars ; le printemps commence à cette époque pour finir le 21 juin ; puis vient l'été qui se termine au 21 septembre, époque du commencement de l'automne.

134. — Dans ces mêmes climats, les commencements du printemps et de l'automne, saisons dites intermédiaires, se rapportent aux équinoxes, époques caractérisées par la versalité et le tumulte des phénomènes météorologiques.

135. — Pour conserver sa santé dans les climats

tempérés, il faut prendre les plus grandes précautions, afin de se soustraire aux influences fâcheuses qui dérivent des changements de saisons.

136. — Dans les climats *froids* on retrouve les quatre saisons, mais elles sont d'une durée fort inégale ; un printemps fort court précède l'été, qui ne dure que de mai jusqu'à la fin de juillet. L'automne commence avec le mois d'août et se termine en novembre.

137. — Les *vents* sont distingués en vents *généraux*, en *périodiques* et en *irréguliers*. Les vents sont favorables ou défavorables à la santé selon qu'ils sont plus ou moins forts, plus ou moins froids, et qu'ils entraînent plus ou moins d'humidité.

138. — Ce qui a été dit relativement à l'action bonne ou mauvaise de l'air, sec ou humide, froid ou chaud, est applicable aux différents vents.

139. — Certains vents apparaissent dans quelques régions du globe avec des caractères tranchés : tels sont le sud-est ou *simoun* en Afrique, le même vent appelé *siroco* en Italie ; le *lévanté* ou vent d'est en Espagne ; le *mistral* ou nord-ouest en Provence.

140. — Les mêmes vents diffèrent dans leurs qualités, selon les lieux qu'ils ont parcouru pour arriver à une localité donnée ; ainsi le nord-ouest est froid et sec en Provence, parce qu'avant d'y arriver il a traversé la France ; tandis que le même vent est humide à Bayonne, parce qu'il y arrive après avoir effleuré l'Océan.

141. — Les vents favorisent le déplacement des miasmes qui se dégagent des lieux marécageux, et ils transportent au loin les effluves délétères, causes de maladies graves.

142. — Les vents sont nuisibles quand, par suite de subites variations dans les conditions atmosphériques, ils s'élèvent d'une manière inopinée et contribuent ainsi à abaisser ou à élever brusquement la température.

143. — L'utilité des vents se fait principalement sentir lorsqu'ils contribuent à équilibrer la température de l'atmosphère, et à répartir les masses de nuages momentanément accumulés.

144. — Les vents sont encore utiles en ce qu'ils s'opposent à l'immobilité de l'air. Or, un air immobile est aussi funeste aux habitants de la surface du sol, qu'une eau dormante l'est aux poissons habitués à l'eau courante des rivières.

145. — Les maladies les plus fréquentes dans les climats *chauds* sont, pendant la saison sèche, les fièvres cérébrales, les maladies des yeux, les maladies de la peau, et les affections du foie et des organes digestifs (10).

146. — La saison humide des climats *chauds* favorise le développement des fièvres intermittentes, de la dyssenterie et du choléra.

147. — Les saisons intermédiaires des climats *chauds* étant marquées surtout par de brusques va-

riations de température, elles produisent des maladies des organes respiratoires.

148. — Les maladies les plus ordinaires dans les climats *tempérés* sont, pendant l'hiver, les maladies inflammatoires ; en été, les maladies des organes digestifs et du foie, ainsi que les affections cérébrales. Pendant les saisons intermédiaires, les maladies des organes respiratoires et les affections intestinales.

149. — Dans les climats *froids*, les maladies inflammatoires règnent pendant presque toute l'année, mais surtout en hiver. En automne et au printemps, surviennent des maladies des voies respiratoires.

150. — La configuration du sol, et les diverses *expositions* qui en résultent, apportent des modifications sensibles à l'influence des climats et des saisons.

151. — Les *expositions* prennent le nom des quatre points cardinaux avec lesquels elles sont en rapport.

152. — L'*exposition* au *Nord* et celle au *Midi*, sont les deux principales sous le rapport des effets qui en résultent. Une localité *exposée* au *Nord* éprouve une température modérée pendant l'été, mais rigoureuse pendant l'hiver.

153. — Les localités qui reçoivent le vent du *Sud* éprouvent une chaleur intense et très prolongée. On y ressent, par conséquent, des fluctuations de température assez marquées, en raison du refroidissement du sol pendant la nuit, par suite de la chûte des vapeurs condensées durant le jour.

154. — Une localité *exposée* à l'*Est* reçoit les rayons du soleil levant; une telle localité est généralement sèche en toutes saisons, froide en hiver et tempérée en été.

155. — L'*exposition* à l'*Ouest* est une des moins favorables, car le vent d'ouest est généralement humide; cette exposition participe de celle du sud.

156. — Tout individu né sous un climat quelconque, et qui y a passé une partie de sa vie, subit des perturbations physiques et morales plus ou moins senties lorsqu'il va habiter un climat nouveau.

157. — Dans la majeure partie des cas, l'*acclimatement* ne peut avoir lieu sans danger pour celui qui s'y expose.

158. — En général, l'habitant d'une contrée méridionale, qui passe dans une région tempérée ou même septentrionale, risque moins pour sa santé et pour sa vie que l'habitant d'un climat froid ou tempéré qui va se fixer sous une latitude méridionale.

159. — Le passage d'un climat extrême sous un autre climat extrême présente moins de chances défavorables, lorsque l'individu qui y est soumis est dans d'heureuses conditions morales, et lorsqu'il effectue ce passage de son plein gré.

160. — Quand un habitant des régions tempérées ou septentrionales passe dans les régions intertropicales sans s'être préparé à l'avance à ce changement de climat, il se trouve dans des circonstances défavorables.

161. — Le passage d'un climat à un autre climat exige plusieurs conditions pour que l'individu qui l'effectue ne coure aucun danger.

162. — Les principales précautions à prendre pour passer impunément, pour la santé, d'une région dans une autre région, sont : 1° de s'y préparer peu à peu en modifiant ses habitudes et son régime dans le sens des habitudes et du régime des contrées que l'on doit aller habiter ; 2° de ne jamais arriver dans le pays nouveau que l'on va habiter, à une époque de l'année à température extrême, soit en froid, soit en chaud.

163. — Une condition essentielle pour éprouver le moins possible les effets dangereux d'un changement de climat, c'est de se soumettre, en arrivant dans un pays nouveau, aux règles tracées par l'hygiène de ce pays, soit sous le rapport des habitations et des vêtements, soit sous le rapport de l'alimentation et des habitudes de la vie.

164. — L'indigène d'une région quelconque qui en a été éloigné pendant une douzaine d'années, perd sa propriété d'acclimatement, et la prudence exige que, quand il retourne dans sa patrie, il se soumette aux mêmes précautions que l'étranger qui va habiter ce climat pour la première fois.

165. — L'individu qui passe d'une région septentrionale ou tempérée dans un pays chaud, doit crain-

dre surtout les maladies inflammatoires des organes digestifs et cérébraux, et prendre les plus grandes précautions pour s'en préserver.

166. — L'habitant des régions inter-tropicales qui émigre sous une latitude septentrionale, doit surtout redouter les inflammations des voies respiratoires.

167. — Une sage précaution à prendre lorsqu'on doit passer d'une latitude extrême sous une autre latitude extrême, est d'aller habiter, pendant un certain temps, des régions intermédiaires et qui participent des influences atmosphériques, climatériques et météorologiques de ces deux latitudes extrêmes.

168. — Croire qu'en arrivant dans les régions intertropicales il faut faire usage de boissons spiritueuses et d'aliments stimulants, c'est partager un préjugé funeste. Dans tous les cas possibles, la sobriété est la meilleure garantie pour la conservation de la santé.

169. — L'habitant des climats chauds qui émigre dans des pays septentrionaux, éprouve, dans la plupart des cas, un surcroît de forces digestives qui le porte à se nourrir plus copieusement ; s'il cède à son appétit, il se place dans des conditions fâcheuses.

§ 7. Des habitations.

170. — L'*habitation*, prise d'un point de vue général, est l'abri qui sert à l'homme à braver les in-

tempéries des saisons, à se livrer au sommeil et à prendre ses repas.

171. — L'habitation est : *privée*, et dans ce cas elle prend le nom de maison et sert à renfermer la famille; ou bien : *publique*, et alors elle constitue la ville, le village. On donne encore le nom d'habitations publiques aux lieux destinés à contenir momentanément un grand nombre d'individus : les églises, les salles de concerts, de spectacle.

172. — L'habitant des villes passe, en moyenne, les deux tiers de sa vie dans sa maison; il importe donc beaucoup à sa santé que cette maison soit disposée conformément aux règles de l'hygiène.

173. — L'habitant des campagnes subit moins l'influence de l'habitation, en raison de sa manière particulière de vivre; il importe cependant aussi que sa maison soit convenablement construite et que les divers locaux en soient hygièniquement distribués.

174. — L'habitation *privée* varie selon les climats et selon le degré de civilisation, depuis la tente du Bédouin et la hutte du Lapon jusqu'aux palais de nos cités.

175. — Les maisons en usage dans tous les pays civilisés, doivent être construites avec des matériaux solides et qui ne transmettent pas l'humidité atmosphérique. Elles doivent aussi être assises sur des fondations formées de matières qui ne transmettent pas l'humidité de la terre (11).

176. — On évitera d'habiter une maison nouvellement construite ; deux ans au moins sont nécessaires pour qu'une maison soit assez sèche pour être habitée sans danger pour la santé.

177. — Les matériaux qu'il faut préférer pour la construction des maisons, sont ceux qui réunissent la solidité à la légèreté ; ceux qui n'absorbent pas facilement le calorique et l'humidité (12).

178. — Le plâtre nécessitant, pour se solidifier, les deux tiers de son poids d'eau, et restant par conséquent longtemps humide, on évitera autant que possible de s'en servir pour les fondations et les parties des murs qui sont à proximité du sol.

179. — On emploiera de préférence les briques bien sèches et le mortier formé de chaux et de sable pour construire les parties inférieures des maisons et celles qui touchent le sol, ainsi que pour les façades qui reçoivent les vents du nord et d'ouest.

180. — Le bois qui doit faire partie de la construction d'une maison sera choisi parmi les essences de bois qui présentent les meilleurs garanties de solidité et en même temps de dessication (13).

181. — On pourra remplacer avec avantage dans la construction des habitations, le bois de charpente par le fer que l'on peindra à l'huile préalablement, afin d'empêcher qu'il ne s'oxide (14).

182. — Les *caves* sont construites dans le sol ; elles ont pour parois les murs de fondation ; on devra dis-

poser les soupiraux de manière à établir un courant d'air, afin d'éviter l'humidité qui nuit beaucoup au vin qu'on renferme dans les caves.

183. — La *fosse d'aisance* sera disposée de manière à être au-dessous du niveau des caves afin d'éviter les infiltrations ; elle devra être, pour le même motif, le plus loin possible du puits.

184. — La fosse d'aisance doit être de forme ronde; les angles servant de réceptacle aux gaz méphitiques et pouvant être dangereux lors de la vidange (15).

185. — Les parois de la fosse d'aisance seront enduites d'un ciment imperméable à l'humidité.

186. — Afin d'éviter le dégagement des gaz délétères dans les diverses parties de la maison, on établira dans la fosse un *tuyau d'appel*, qui, partant de la voûte montera jusqu'au tuyau de cheminée de cuisine le plus voisin et s'y abouchera (16).

187. — Le tuyau de chûte des lieux d'aisance sera en fonte et les joints en seront mastiqués; on revêtira ce tube en fonte d'une enveloppe d'une certaine épaisseur en plâtre. Cette enveloppe aura des ouvertures à ses deux extrémités et devra laisser entre elle et le tube en fonte, et du haut en bas de la maison, un vide destiné à établir un courant d'air servant à emporter les émanations insalubres qui pourraient se dégager du tuyau de la fosse.

188. — Les *cabinets d'aisance* placés dans l'intérieur de chaque appartement seront convenablement

distants des chambres à coucher, et disposés de manière à ne laisser échapper aucune odeur.

189. — Le *rez-de-chaussée* d'une maison sera isolé des voûtes des caves au moyen d'un espace de 30 centimètres rempli de charbon de bois, destiné à absorber l'humidité du sol. L'air extérieur circulera dans cet espace par de petites ouvertures pratiquées au niveau du sol sur les deux faces du corps de bâtiment.

190. — Les pièces du rez-de-chaussée, quelle que soit d'ailleurs leur destination, devront être disposées de façon à ce que la ventilation s'y fasse d'une manière complète, et à ce que la lumière puisse facilement pénétrer dans toutes leurs parties.

191. — Les dimensions à donner à la *cour intérieure* d'une maison, sont, en largeur et en longueur, l'étendue que présente la plus grande des façades qui la domine.

192. — Les cours seront dallées ou bitumées; elles auront une légère inclinaison, afin que les eaux pluviales ne séjournent pas sur le sol.

193. — A partir du rez-de-chaussée jusqu'à sa partie supérieure, une maison doit être divisée par étages égaux en étendue dans tous les sens, et contenant, par conséquent, chacun une masse d'air égale.

194. — Une maison composée de plus de cinq étages cesse d'être dans de bonnes conditions hygiéniques.

195. — La *cage de l'escalier* sera assez vaste pour

que l'air y circule facilement ; les marches seront modérément hautes et assez larges pour pouvoir y poser le pied dans toute sa longueur.

196. — On évitera d'enduire l'escalier d'encaustique et de cire, qui seraient la cause de beaucoup d'accidents provenant des chûtes.

197. — La cage de l'escalier devra être éclairée, au niveau du toit, par un dôme en vitraux à ouverture circulaire, pour permettre à l'air d'y pénétrer. Ce dôme sera recouvert d'un grillage en fil de fer (17).

198. — Une maison construite d'après les règles de l'hygiène, ne doit point avoir d'*entresol* (18).

199. — Le *toit* d'une maison doit être placé au-dessus de l'étage supérieur, en prenant la précaution de laisser un intervalle vide entre le plafond du dernier étage et le toit proprement dit. Cet intervalle sert à empêcher l'action immédiate et directe du froid en hiver, de la chaleur en été.

200. — Le toit sera en ardoise ou en tuile. Les métaux absorbent et transmettent trop facilement le calorique en été ; en hiver, ils donnent trop promptement passage au froid extérieur. Quant au chaume, la prudence commande d'en proscrire absolument l'emploi.

201. — La forme des toitures varie suivant les pays; dans les climats chauds où il ne neige jamais, on termine les maisons en terrasses plates, construites en ciment. Dans les pays froids où il tombe de la neige,

on donne aux toits une inclinaison relative à la quantité de neige qu'ils doivent recevoir (19).

202. — Les *boutiques* et les *magasins* occupent ordinairement le rez-de-chaussée ; ces lieux étant généralement fort insalubres, soit par le peu d'air qui y circule, soit par les émanations des marchandises, soit enfin, par le manque de lumière solaire, on devra s'attacher à rémédier, autant que possible, à ces trois inconvénients.

203. — On évitera avec soin de laisser croupir des matières végétales ou animales dans les ruisseaux placés devant les locaux du rez-de-chaussée. On évitera aussi d'arroser le pavé avec l'eau du ruisseau ; on n'arrosera jamais qu'avec de l'eau limpide (20).

204. — Chaque *étage* de la maison formant un ou plusieurs *appartements*, on doit diviser chaque appartement en plusieurs pièces, destinées aux divers besoins de la famille.

205. — Les pièces nécessaires à la composition d'un appartement commode et salubre, sont : une *antichambre*, une *salle à manger*, un *salon*, une ou plusieurs *chambres à coucher*, un *cabinet de travail*, un *cabinet de toilette*, une *chambre de domestiques* et une *cuisine* (21).

206. — L'exposition générale à donner à un appartement sera l'est ou le midi ; toutefois, la nature du climat, l'insalubrité des vents dominants de la contrée, peuvent faire donner la préférence à toute autre exposition (22).

207. — L'*antichambre* est une pièce indispensable si l'on veut préserver l'intérieur de l'appartement de l'air froid qui peut arriver par la cage de l'escalier. Cette pièce sera de moyenne dimension.

208. — La *salle à manger* doit être convenablement éclairée ; chacune de ses faces aura 4 à 5 mètres d'étendue ; la hauteur de l'appartement étant de 3 mètres. Elle sera échauffée en hiver au moyen d'une cheminée (23).

209. — Le *salon* sera éclairée par deux fenêtres ; il aura de 5 à 7 mètres sur chacune de ses faces. Il sera échauffé par une cheminée.

210. — Les *chambres à coucher* devront avoir environ 4 mètres et demi de long sur autant de large. Elles seront échauffées par une cheminée, et dans aucun cas par un poële (24).

211. — Les chambres à coucher seront éclairées chacune par une ou deux fenêtres de dimensions suffisantes pour pouvoir renouveler en peu d'instants le volume d'air contenu dans ces pièces. Les fenètres seront placées du côté opposé à la cheminée (25).

212. — Le *cabinet de travail* doit avoir 4 mètres de longueur et autant de largeur. Il doit être éclairé par une ou deux fenêtres, et échauffé au moyen d'une cheminée (26).

213. — Le *cabinet de toilette* peut être exigu, à la condition qu'il sera bien aéré à volonté et bien éclairé.

214. — Il est essentiel que les chambres des domestiques soient assez vastes pour contenir une masse d'air suffisante pour la nuit. 3 ou 4 mètres de largeur et autant de longueur sont indispensables.

215. — La *cuisine* ainsi que l'*office* devront, autant que possible, recevoir le vent du nord ; les aliments s'y conservent mieux en toute saison et sous tous climats. On aura soin d'y établir un courant d'air actif, au moyen d'une cheminée bien faite, afin que les émanations du charbon et les odeurs des aliments soient facilement entraînées.

216. — Le parquet en bois de chêne ou de sapin est la meilleure espèce de *plancher*. Les carreaux en brique ou en marbre conviennent pour les paliers d'escaliers et pour les cuisines.

217. — On évitera beaucoup d'accidents, suites de chûtes, si l'on ne revêt les parquets que d'un enduit mat, non ciré. L'hiver on pourra, avec avantage pour la santé, recouvrir le parquet d'un tapis.

218. — Il faut soigneusement éviter de poser les pieds nuds sur le parquet ou sur le carreau ; on courrait le risque, surtout lorsqu'on a les pieds en état de moiteur, de provoquer une fluxion de poitrine, une inflammation intestinale ou quelqu'autre maladie grave.

219. — Dans aucun cas il ne faut que les parquets soient lavés ; ces lavages, surtout lorsqu'ils sont souvent renouvelés, ont une influence pernicieuse sur la santé (27).

220. — Dans le choix que l'on fera des ***papiers de tentures***, destinés à revêtir les murs des salons, et surtout des chambres à coucher, on évitera soigneusement les papiers verts, dont tout récemment on a signalé l'influence fâcheuse sur la santé (28).

221. — On évitera aussi de fatiguer les yeux par des papiers de tentures à couleurs éclatantes, vives et contrastées.

222. — Les murs de la salle à manger, ainsi que ceux de la cuisine et de l'office, pourront, avec avantage, être peints à l'huile ; cet enduit ne s'imprégnant point à la longue de l'odeur des aliments, ainsi que sont susceptibles de le faire les papiers de tentures, et les peintures à la détrempe.

223. — Les tentures en étoffes de laine ou de soie pourraient devenir nuisibles à la santé, si l'on n'avait la précaution de bien aérer les appartements ; car ces étoffes s'imprègnent facilement des miasmes et des gaz délétères.

224. — Les ***plafonds*** en plâtre, et de forme unie, sont les plus convenables ; s'ils sont chargés d'ornements, s'ils sont divisés en compartiments profonds, ils recèlent l'air vicié, et le renouvellement de l'air de la pièce se fait mal.

225. — Dans les chambres à coucher surtout, si l'on place au fenêtres de grands rideaux, on les disposera de manière à ce qu'ils n'empêchent dans aucun cas le renouvellement complet de l'air de la chambre (29).

226. — Quand les rideaux qui garnissent les fenêtres d'un appartement sont en étoffes épaisses, de laine ou de soie, il faut aérer souvent l'appartement, et faire secouer les rideaux qui absorbent et gardent les émanations nuisibles à la santé.

227. — On devra veiller avec un soin tout particulier, à ce que les fenêtres ferment hermétiquement. Beaucoup de douleurs rhumatismales et d'autres maladies, ne reconnaissent pour cause que les vents coulis.

228. — On s'assurera que les portes ferment aussi d'une manière complète, et ne laissent aucunement pénétrer l'air par leurs interstices.

229. — Les portes à un seul battant sont préférables à celles à deux battants, qui laissent, quoi qu'on fasse, toujours pénétrer l'air, et ne se ferment jamais complètement (30).

230. — En hiver, on évitera avec le plus grand soin de passer d'une chambre fortement échauffée, dans une pièce dont l'atmosphère est froide ; ces brusques transitions ont l'inconvénient de donner lieu à des fluxions de poitrine, à des rhumes.

231. — Les *lits* ne doivent être ni trop durs ni trop mous ; dans le premier cas, le repos et le sommeil sont incomplets ; dans le second cas, la chaleur qui entoure le corps cause une surexcitation dangereuse, des congestions sanguines vers la tête, et quelquefois l'apoplexie.

232. — Un lit, pour être convenable à la santé, doit se composer du lit proprement dit, soit en bois, soit en fer; d'une paillasse ou sommier en crin, ou en paille de maïs, mieux encore d'un sommier élastique; de deux matelas en laine mélangée de crin; de draps en toile; de plusieurs oreillers en plume et de couvertures, soit en coton, soit en laine.

233. — Les draps en coton conviennent mieux pendant l'hiver que ceux en toile. — Dans aucun cas il ne faut se servir d'édredon, qui absorbe et conserve les émanations du corps, ainsi que l'humidité de la transpiration.

234. — Les lits ne doivent jamais être placés dans des alcôves; ces espèces de niches ont le grave inconvénient de conserver l'air vicié par la respiration. Il en est de même des rideaux, surtout de ceux en étoffes de laine ou de soie, qui opposent une barrière presqu'insurmontable au renouvellement de l'atmosphère qui entoure le lit.

235. — Si l'on veut se servir de rideaux sans inconvénient pour la santé, il faut qu'ils soient entièrement rejetés contre le mur pendant la nuit, afin que le lit n'ait point une atmosphère distincte de celle du reste de la chambre (31).

236. — Les meilleurs oreillers sont ceux en crin et laine mélangés; ceux en plume ont, de même que les édredons, le grave inconvénient d'accumuler l'électricité autour du corps, et d'occasionner ou d'entretenir des maux de tête. Nous avons souvent vu des

douleurs névralgiques disparaître comme par enchantement après que des coussins en crins avaient remplacé les oreillers en plume.

237. — Les différentes pièces qui constituent le lit seront chaque jour exposées pendant quelques instants au grand air. Les matelas seront recardés une fois par an, et, en outre, après chaque maladie grave.

238. — Les lits des enfants seront plutôt durs que mous; on se gardera surtout de les entourer de rideaux. Ils devront être placés de manière à ce que le jour arrive aux yeux par devant et non par côté, ce qui aurait l'inconvénient de faire loucher l'enfant.

239. — On évitera avec le plus grand soin, de faire communiquer pendant la nuit la chambre à coucher avec l'air extérieur, lequel, surtout quand la maison est entourée d'arbres, est vicié par l'acide carbonique tant que le soleil est sous l'horizon.

240. — La meilleure manière d'éviter la chaleur dans un appartement pendant l'été, c'est de tenir les fenêtres et les portes exactement fermées à partir de huit heures du matin jusqu'à sept heures du soir, et de fermer aussi les persiennes ou volets extérieurs des fenêtres.

241. — Le meilleur mode de chauffage est celui qui a lieu par le moyen des cheminées; les poêles en faïence et les calorifères sont moins salubres, bien qu'ils procurent plus de chaleur.

242. — Quel que soit l'appareil dont on se serve

4.

pour échauffer une pièce, il devra réunir trois conditions essentielles : 1° ne point laisser pénétrer la fumée dans les appartements ; 2° recevoir l'air froid extérieur au moyen de tuyaux disposés dans les murs, et le lancer dans la pièce quand il s'est échauffé en passant dans des tubes placés autour du foyer ; 3° exercer un tirage assez fort pour renouveler partiellement, mais continuellement, l'air de la chambre, sans trop lui enlever de son calorique.

243. — Lorsqu'on se servira de *braseros*, comme on le fait dans les pays méridionaux, on aura la précaution de ne placer le brasero dans la chambre, qu'après que tous les gaz de la braise se seront dégagés au dehors par suite d'une combustion prolongée. L'air de la pièce où se trouve un brasero doit en outre être très fréquemment renouvelé (32).

244. — Dans aucun cas il ne faut se servir de *chaufferettes* alimentées par la braise, qui présentent de trop grands inconvénients. Les chaufferettes consistant en boîtes de métal renfermant de l'eau bouillante sont de tous points préférables.

245. — Les moyens d'*éclairage* le plus en usage, sont : la *chandelle*, la *bougie* de cire ou de stéarine, les diverses espèces de *lampes*, dans lesquelles on brûle de l'huile, et enfin, le *gaz hydrogène carboné* (*a*).

(*a*) Voir, pour l'influence de la lumière artificielle sur les yeux, *Livre VI, articles* 29 *et suivants*.

246. — En se consumant, les chandelles, les bougies et les lampes, enlèvent à l'air une partie de son oxigène, et laissent dégager de la vapeur d'eau, de l'acide carbonique, et en outre, un peu de fumée.

247. — Il est dangereux de faire brûler trop de bougies ou de lampes dans un lieu dans lequel l'air ne se renouvelle pas facilement. Il peut en résulter pour les personnes présentes, des accidents d'asphyxie.

248. — Le gaz hydrogène carboné, dont l'usage tend à devenir général, pour l'éclairage des rues et des boutiques, ne convient nullement comme moyen d'éclairer les appartements, et surtout les chambres à coucher. Ce gaz, étant allumé, ne se consume pas complètement, il laisse échapper un peu de carbone, du gaz acide sulfureux, ainsi que du gaz hydrogène sulfuré : gaz essentiellement irritants pour la poitrine, et qui agissent aussi d'une manière très défavorable sur la masse du sang.

249. — Un des grands inconvénients du *gaz d'éclairage*, c'est que, mélangé à l'air dans certaines proportions, il fait explosion si on en approche une bougie allumée; il occasionne aussi l'asphyxie; il est donc dangereux de coucher dans une pièce qui reçoit un bec de gaz, à cause des fuites qui peuvent survenir.

250. — Les habitations des villageois doivent être soumises dans toutes leurs parties aux règles de l'hygiène; mais les paysans vivant presque tout le jour en plein air, c'est surtout des locaux destinés au sommeil dont il faut s'occuper.

251. — Les maisons des villages présentant généralement des rez-de-chaussées, sans étages supérieurs; on s'attachera à isoler ces rez-de-chaussées du sol, et à prévenir ainsi l'influence de l'humidité, si préjudiciable à la santé (33).

252. — Les locaux qui servent aux hommes pendant la nuit, devront être aussi complètement isolés que possible des écuries et étables; les animaux viciant l'air par leurs émanations, et le consumant, d'ailleurs, en grande quantité (34).

253. — Autant que possible, on évitera d'amasser les fumiers assez près des habitations pour que les émanations y parviennent; on évitera aussi la formation des mares résultant de l'eau des fumiers.

254. — On évitera encore de choisir, pour se livrer au sommeil, des locaux trop voisins des greniers à foin; l'arôme concentré des plantes sèches étant susceptible d'asphyxier, par suite de son action sur le système nerveux.

255. — Les églises sont généralement froides et humides; on remédiera à ces deux inconvénients en ayant des doubles portes, et mieux, des tambours; et en étendant sur le sol des tapis ou des nattes.

256. — Les églises devront être largement ventilées pendant les offices et surtout après. La ventilation devra être faite de manière à ne pas nuire aux assis-

tants et à ne pas les exposer aux graves inconvénients des courants d'air (35).

257. — Les mêmes règles sont applicables aux salles de concert, de spectacles, en un mot à tous les lieux d'une étendue plus ou moins grande et qui sont destinés à recevoir, à des moments donnés, un nombre considérable d'individus.

258. — Les cimetières devront toujours être situés en dehors des villes et des villages et à quelques centaines de mètres des habitations ; ils seront exposés au nord et à l'est, mais abrité du vent du sud.

259. — Les cimetières devront être clos de murs de 3 à 4 mètres de hauteur ; les cercueils devront être recouverts d'une quantité de terre suffisante et convenablement tassée (36).

260. — Les cimetières des villages doivent surtout être entourés de murs ou de barrières telles, que les loups et autres animaux carnassiers ne puissent y avoir accès ; c'est dans ce but aussi que les fosses doivent toujours avoir la profondeur légale.

LIVRE II.

DES CHOSES QUI SERVENT A L'ALIMENTATION.

(Ingesta).

Généralités.

1. — On donne le nom d'*aliment* à toutes les substances *liquides* ou *solides*, qui, introduites dans l'estomac, sont susceptibles de régénérer les parties diverses dont se compose le corps humain.

2. — Les aliments ne sont réellement réparateurs qu'autant qu'ils sont consommés dans de justes limites ; en deçà de ces limites il y a abstinence, et, par

suite, amaigrissement du corps ; au-delà, il y a indigestion et maladie des organes digestifs.

3. — La faim prédispose à la colère ; une abstinence prolongée dispose à la cruauté dans le but de se procurer des aliments. Une alimentation convenable produit l'effet contraire ; et surtout pendant les premiers moments d'une digestion facile, on devient bienveillant et de bonne humeur.

4. — La digestibilité est toujours relative à l'état de l'estomac et aux conditions générales de santé de l'individu. Ces deux conditions pouvant aisément changer ; il s'ensuit qu'un aliment peut devenir indigeste après avoir été pendant longtemps digéré avec facilité.

5. — Les substances alimentaires sont de deux sortes : 1° les aliments *végétaux*, et 2° les aliments *animaux*. Les aliments végétaux comprennent les *céréales*, les *légumes* et les *fruits*. Les aliments animaux sont : les *viandes* de diverses espèces d'animaux terrestres ou aquatiques, le *laitage*, les *œufs*.

6. — Toutes choses égales d'ailleurs, l'alimentation animale convient mieux à l'organisation humaine qu'une nourriture végétale ; les aliments végétaux, en effet, donnent beaucoup moins de principes nutritifs que les aliments tirés du règne animal.

7. — La viande est l'aliment le plus en usage dans les climats froids ; les aliments végétaux dans les régions méridionales.

8. — La saison chaude amoindrissant les forces digestives de l'estomac, on préfère, en général alors, une alimentation végétale; la nourriture animale convient mieux pendant les saisons froides, qui activent la puissance digestive.

9. — Être *rassasié* et être *nourri*, sont deux choses très différentes; on peut apaiser sa faim, se rassasier, avec des aliments peu nourrissants; pour se nourrir il faut des aliments substantiels, bien que pris en moindre quantité.

10. — En général, les aliments sont d'autant mieux digérés qu'ils sont plus réparateurs; dans ce cas, en effet, ils contiennent relativement moins de parties inertes, lesquelles sont toujours plus difficilement supportées par l'estomac.

11. — L'usage longtemps continué d'aliments de même nature présente de graves inconvénients pour la santé générale, et peut, dans certains cas, modifier le tempérament d'une manière fâcheuse. Pour bien se porter, il faut que l'alimentation soit variée.

12. — La nature des aliments n'influe pas seulement sur l'organisation physique de l'homme; elle modifie encore puissamment son caractère et ses mœurs. Les peuples qui consomment de la viande dans de justes proportions, non-seulement sont, en général, plus vigoureux et plus actifs, mais encore ils possèdent une intelligence plus développée que ceux qui se nourrissent presque exclusivement de végétaux (37).

13. — La chimie analytique démontre que tous les aliments, quels qu'ils soient, ont pour éléments constitutifs, l'*oxigène*, l'*hydrogène*, le *carbone;* et qu'un certain nombre de substances alimentaires contiennent, en outre, de l'*azote*.

14. — Dans la composition intime du corps humain on trouve partout de l'*azote;* il est donc naturel d'admettre que les aliments les plus nutritifs, les mieux appropriés à l'organisation humaine, sont ceux qui contiennent de l'*azote*.

15. — Le corps humain perdant chaque jour, par suite du travail respiratoire, une quantité d'*azote* proportionnelle à l'âge de l'individu, il s'ensuit tout naturellement qu'il faut que l'homme s'approprie chaque jour une certaine quantité d'*azote* au moyen des aliments qu'il consomme.

16. — Les aliments formés d'*oxigène*, d'*hydrogène* et de *carbone*, ne procurent point à l'homme une nourriture complète. Les substances qui, outre les trois premiers éléments, contiennent de l'*azote*, sont seules capables de régénérer le sang et de procurer, par conséquent, une alimentation complète (38).

17. — Les substances *azotées* simples, la *fibrine* (chair musculaire), l'*albumine* (blanc d'œufs), la *caséine* (fromage) et le *gluten* des céréales, ne nourrissent d'une manière complète et durable, qu'autant qu'elles sont associées à de la matière *non-azotée*, qui favorise la digestion des substances *azotées* en les di-

isant par son interposition, et en facilitant ainsi l'émission totale de leur pouvoir nutritif.

18. — Les aliments, de quelque nature qu'ils soient, ont besoin, pour être digérés et pour servir à la nutrition du corps humain, d'être accompagnés de principes aromatiques qui, tout en leur communiquant de la saveur, stimulent, d'une manière suffisante, les organes de la digestion.

19. — Les aliments qui, par le fait de leur composition intime, sont dépourvus de principes aromatiques, doivent, pour servir convenablement à la nutrition de l'homme, être mélangés à des substances connues sous le nom de *condiments* ou *assaisonnements*.

20. — En général, les animaux et les végétaux destinés à la nourriture de l'homme sont répartis à la surface du globe d'une manière appropriée aux divers climats. Chaque pays a donc un certain nombre de substances alimentaires qui lui sont propres, et la meilleure règle à suivre est d'adopter le mode de nourriture des populations au milieu desquelles on vit.

21. — Une des choses qui influent le plus sur la conservation ou la perte de la santé, c'est la bonne ou la mauvaise qualité des aliments. Autant une nourriture composée de substances de bonne qualité est favorable à l'entretien de la santé, autant l'usage habituel d'aliments de mauvaise nature dispose à la maladie.

22. — Les préparations diverses que l'on fait subir aux substances alimentaires influent toujours sur la digestibilité de ces substances. Par la cuisson, les viandes et une partie des végétaux alimentaires acquièrent des propriétés nouvelles qui les rendent plus facilement assimilables à notre organisme.

23. — La digestibilité des aliments dépend, non-seulement de leur bonne qualité et du mode de préparation qu'on leur a fait subir, mais encore de l'état de division dans lequel ils arrivent dans l'estomac.

24. — Pour que l'estomac puisse fonctionner sans fatigue, il faut que les aliments solides aient été broyés convenablement par les dents, et qu'ils ne soient ingérés à chaque repas qu'en quantité modérée.

25. — L'estomac et les intestins sont en bon état, toutes les fois qu'un appétit modéré se fait ressentir à l'heure où l'on prend habituellement ses repas.

26. — L'estomac et les intestins sont en mauvais état, lorsque l'appétit manque aux heures des repas; quand la bouche est amère ou pâteuse, et quand on ressent des douleurs d'estomac ou des coliques.

27. — Lorsque la digestion se fait bien, on éprouve après chaque repas une sensation de bien-être ; on ressent une vigueur nouvelle ; le corps est disposé au travail, on n'éprouve ni malaise, ni douleurs dans l'estomac.

28. — Si l'on ressent, après ses repas, de la gêne, de la chaleur à l'estomac, des coliques, des hoquets,

des renvois ; s'il y a lassitude, pesanteur du corps, c'est que la digestion est difficile ; c'est que les organes digestifs sont malades ou disposés à le devenir.

29. — Toutes les fois que le malaise que l'on éprouve après les repas avertit de l'état maladif de l'estomac, il faut observer une diète plus ou moins sévère pendant quelques jours, afin de laisser reposer les organes digestifs.

30. — Rien n'est plus funeste à la santé que de manger au-delà de son appétit et par pure gourmandise ; pour se bien porter il ne faut jamais satisfaire complètement son appétit.

31. — Les aliments rendus stimulants au moyen des épices et des condiments ajoutés en excès, peuvent créer parfois un appétit factice. Celui qui cède à cet appétit court de grands risques de perdre sa santé.

32. — Les substances qui ne font qu'*exciter* sans *nourrir*, ne peuvent que prolonger, pendant un temps plus ou moins long, l'action des organes ; cette excitation passagère est en raison directe du degré auquel elle a été portée.

33. — Il faut éviter de s'abstenir entièrement de *stimulants ;* car, lorsqu'ensuite nos organes y sont soumis, il s'ensuit une susceptibilité toujours dangereuse pour la santé.

34. — Chez quelques individus adonnés à la gourmandise et à l'intempérance, il s'établit à la longue une espèce d'habitude ; l'estomac devient, dans ce

cas, l'organe prédominant, et il acquiert une aptitude particulière à digérer des quantités excessives d'aliments. Cette augmentation des facultés digestives de l'estomac a toujours lieu aux dépens de l'intelligence, et les intempérants finissent par s'abrutir.

35. — En général, il faut éviter de faire usage d'aliments qui occasionnent du dégoût ; si l'on mange à contre-cœur, l'estomac ne fonctionne pas convenablement.

36. — La nourriture habituelle de l'homme doit, autant que possible, être appropriée à son tempérament. Aux individus sanguins, il faut des aliments légers et peu excitants ; les personnes à tempérament mou ont besoin, au contraire, d'une alimentation modérément stimulante.

37. — Les aliments farineux, la plupart des poissons, le laitage et les viandes blanches de veau et de volaille, les fruits acidulés bien mûrs, conviennent surtout aux enfants et aux personnes adonnées aux travaux de cabinet. Cette espèce de nourriture convient encore aux individus prédisposés aux maladies aiguës et aux convalescents.

38. — Les légumes qui contiennent un principe aromatique sont en général digérés plus facilement, et ils ont moins besoin d'assaisonnement que les légumes insipides.

39. — Les viandes de bœuf, de mouton, les poissons à chair ferme, les légumes ayant une saveur aromatique ou amère, les aliments qui contiennent

beaucoup de gluten, le pain surtout, conviennent aux individus jouissant d'une bonne santé, vigoureux, et qui se livrent à des travaux fatigants.

40. — Les viandes noires de diverses espèces de gibier, le sang des animaux, les légumes fortement aromatiques, et les aliments fortement épicés, salés, fumés, en général tous les mets de haut goût, ne conviennent qu'à très peu de personnes, et il ne faut dans aucun cas en faire un usage habituel. Cette sorte d'alimentation est surtout fatale aux individus à tempérament bilieux.

41. — Le choix des *vases*, dans lesquels sont préparés ou conservés les aliments, mérite, d'une manière toute particulière, de fixer l'attention.

42. — Les vases dans lesquels on fait habituellement cuire les aliments sont en porcelaine, en terre, en argent, en cuivre ou en fer.

43. — Les vases de porcelaine et de terre bien vernissée sont, ainsi que les vases d'argent *au premier titre*, et les vases en fonte de fer, en fer battu étamé et en fer-blanc, les seuls dont la prudence doive permettre l'usage.

44. — Les vases en cuivre sont toujours dangereux; ils le sont moins toutefois lorsqu'ils sont bien étamés; dans aucun cas, il ne faut laisser refroidir des aliments, quels qu'ils soient, dans ces sortes de vases. Dès que l'ébullition cesse, le danger commence.

45. — L'étamage des vases en cuivre doit être sou-

vent renouvelé ; il doit être fait avec de l'étain fin, et il faut se méfier de l'étamage à bon marché, qui souvent n'est autre chose qu'une couche de zinc.

46. — Les vases en plomb et en zinc doivent être bannis d'une manière absolue des cuisines, et jamais il ne faut s'en servir pour conserver des substances alimentaires solides ou liquides. Ces deux métaux communiquent aux aliments des propriétés vénéneuses.

47. — Lorsqu'on se sert de robinets en cuivre pour tirer le vin, la bière, le cidre ou le vinaigre, il faut que les robinets reçoivent, tant à l'intérieur qu'à l'extérieur, un étamage double à l'étain fin. La prudence commande de n'employer que des robinets en étain pur.

§ 1. Aliments végétaux féculents.

48. — Les *aliments végétaux* peuvent être classés en *féculents* ou *farineux* proprement dits, en *légumes féculents*, en *légumes non féculents* (racines), en *légumes herbacés* (tiges) et en *fruits*.

49. — La section des *aliments végétaux féculents* ou *farineux* se compose des *céréales* et des substances féculentes analogues. Les aliments provenant des *céréales* sont le *froment*, le *riz*, l'*orge*, le *millet*, le *seigle*, l'*avoine*, le *maïs*.

50. — Les *substances féculentes* analogues aux *cé-*

réales sont le *sarrasin*, le *tapioka*, le *salep*, le *sagou*, l'*arrow-root*, les *châtaignes*.

51. — Le *froment*, le *seigle*, l'*orge*, le *maïs* et le *sarrasin* ne servent le plus habituellement à l'alimentation qu'après avoir été convertis en pain.

52. — Le *pain de froment* est le plus usité; pour qu'il soit nutritif, il faut que le blé dont il est fait, soit de bonne qualité et qu'il contienne des proportions de *gluten* et de *fécule* convenables.

53. — Le *gluten* est une substance *azotée*, et c'est par conséquent la partie du blé la plus nutritive. La proportion moyenne de *gluten* que doit contenir le blé est d'environ 27 de *gluten humide* pour 100 de farine (40).

54. — Le pain fait avec la fine fleur de farine est convenable à l'alimentation des personnes délicates ou de celles qui ont des occupations sédentaires et peu fatigantes. Quant aux individus adonnés aux travaux des champs ou à des travaux fatigants quelconques, il faut pour les nourrir un pain fait avec de la farine ordinaire et non entièrement débarrassée de son.

55. — Il y a deux sortes de pain : le pain *non fermenté*, tel est le pain que l'on consomme en Espagne, tel est encore le *biscuit* de mer; et le pain *fermenté*, qui est celui dont l'usage est le plus général en Europe.

56. — Le pain non fermenté est digestible et nu-

tritif ; le pain fermenté est plus digestible, mais moins nutritif.

57. — La fermentation du pain s'obtient au moyen du levain ou de la levure. Le levain est une pâte formée de farine et d'eau, et soumise à une douce chaleur jusqu'à ce qu'elle fermente ; la levure est l'écume qui se forme à la surface de la bière dans les cuves où on la fabrique. Une petite quantité de levain ou de levure introduite dans la masse de la pâte à pain, et une température de 12 à 15 degrés, suffisent pour y déterminer la fermentation.

58. — Le pain, pour être facilement digéré, doit être modérément cuit ; la mie doit présenter une masse élastique, criblée d'yeux ; il doit surtout n'avoir pas été *saisi* par la chaleur du four, parce que, dans ce cas, la croûte se formant presque instantanément empêche une certaine quantité d'eau contenue dans la masse de s'évaporer, et alors le pain devient lourd et indigeste.

59. — L'addition du sel commun à la pâte est avantageuse, en ce qu'elle rend le pain plus digeste.

60. — Le pain de froment, étant composé de *gluten* (matière *azotée*) et d'*amidon* (matière *féculente*), réunit les avantages de la nourriture animale à ceux de la nourriture végétale ; c'est donc l'aliment par excellence.

61. — Le seigle, l'orge, le maïs et le sarrasin forment un pain grossier, de difficile digestion et qui ne

onvient qu'aux habitants de la campagne ; toutefois, e pain de seigle ou d'orge, en raison du *gluten* qu'il ontient, est un aliment nutritif.

62. — Le pain fait avec la *pomme de terre*, la *betterave*, les *châtaignes* et avec d'autres végétaux fécuents, mais qui ne contiennent pas de gluten, ne sert u'à tromper la faim et ne contribue que très imparitement à l'alimentation et à la réparation des forces.

63. — Le *riz*, le *tapioka*, le *salep*, l'*arrow-root*, le *agou*, servent le plus habituellement à composer des otages, soit au bouillon de bœuf, soit au bouillon naigre ou au lait.

64. — Ces divers aliments féculents étant faciles à igérer et moyennement nutritifs, conviennent beauoup aux personnes à constitution délicate et qui ne ont pas beaucoup d'exercices de corps.

§ 2. Légumes féculents ou farineux.

65. — On classe au nombre des légumes féculents, es *pommes de terre*, les *haricots secs*, les *pois secs*, es *pois chiches* ou *garbanzos*, les *fèves de marais sèhes* et les *lentilles*. Bien que les *marrons* et les *châaignes* soient des fruits, cependant, en raison de eur composition, nous les comprendrons dans ce paagraphe.

66. — Les *pommes de terre* fournissent un des alinents les plus sains ; elles sont généralement goûtées

et facilement digérées, surtout lorsqu'on les assaisonne convenablement.

67. — On doit éviter avec le plus grand soin de manger des pommes de terre qui aient été atteintes par la gelée, qui aient germé ou qui soient de mauvaise qualité.

68. — Les *haricots secs*, les *pois secs* et les *fèves sèches*, ainsi que les *lentilles*, ne sont facilement digérés par les estomacs délicats qu'autant qu'on les réduit en purée. Ce sont des aliments nutritifs, mais dont il ne faut pas faire un trop fréquent usage.

69. — Les *pois chiches* ou *garbanzos* sont consommés en Espagne en très grande quantité ; ils constituent un aliment agréable, nutritif et facile à digérer.

70. — La *châtaigne* et le *marron* fournissent un excellent aliment, qui rend d'immenses services dans les pays méridionaux de l'Europe. La châtaigne grillée est d'un goût plus agréable et se digère mieux que lorsqu'elle est cuite à l'eau.

§ 3. Légumes non féculents (racines).

71. — Les racines alimentaires les plus employées en Europe sont les *betteraves*, les *carottes*, les *céleris*, les *navets*, les *oignons*, les *panais*, les *salsifis*, les *topinambours* et les *truffes*.

72. — La *betterave* se mange quelquefois en ra-

goût, le plus souvent en salade ; ce légume étant peu digeste et n'étant d'ailleurs que peu nutritif, il faut en user modérément (41).

73. — La *carotte* est facile à digérer lorsqu'elle est très jeune ; plus tard, elle est moins digeste ; elle constitue toutefois un aliment sapide, agréable et nutritif.

74. — Le *céleri* est très aromatique ; l'on mange ses racines cuites ; crues et accommodées en salade, elles sont de très difficile digestion et ne conviennent point aux estomacs délicats.

75. — Les *navets*, lorsqu'ils sont jeunes, sont un bon aliment, et qui convient aux personnes délicates. Ce légume n'occasionne des rapports et des vents que lorsqu'on le mange sans être blanchi. La variété la meilleure est celle dite *de Berlin*.

76. — Les *oignons* sont difficiles à digérer pour la plupart des estomacs ; toutefois, cuits et convenablement accommodés, c'est un aliment agréable, mais qui nourrit peu.

77. — Le *panais* est une racine aromatique et sucrée qui est d'assez facile digestion, mais qui n'est que médiocrement nutritive.

78. — Les *salsifis* sont peu sapides et peu nutritifs ; l'estomac les digère assez facilement, quand ils sont rehaussés par quelques assaisonnements.

79. — Le *topinambour* est peu employé, et cepen-

dant mérite de l'être. Ce légume, qui convient aux estomacs qui fonctionnent bien, est agréable au goût et fournit une nourriture saine.

80. — Les *truffes* sont indigestes et ne conviennent ni aux estomacs délicats, ni aux personnes d'un tempérament naturellement échauffé. De même que les champignons, les truffes, par leur composition chimique, constituent un aliment végéto-animal ; elles sont donc très nutritives.

§ 4. Légumes herbacés (tiges).

81. — Les végétaux herbacés qui servent généralement, en Europe, de nourriture à l'homme, sont : les ***artichauts***, les ***asperges***, les ***aubergines***, les ***cardons***, les ***céleris***, la ***chicorée***, les ***choux***, les ***champignons***, le ***cresson***, les ***épinards***, les ***haricots verts***, la ***laitue***, l'***oseille***, les ***pois verts***, le ***pourpier***, la ***scarole*** et les ***tomates***.

82. — L'*artichaut* est un légume peu facile à digérer et qui exige des assaisonnements, soit qu'on le mange jeune et cru, soit qu'on le mange cuit lorsqu'il a acquis tout son développement. C'est un aliment échauffant et peu nutritif.

83. — Les *asperges* sont généralement goûtées et l'estomac les digère facilement ; c'est un aliment sain et agréable, mais qui contient peu de parties nutri-

tives. Il convient pour cette raison aux convalescents et aux personnes dont l'estomac est délicat.

84. — Les *aubergines*, peu connues dans le nord de la France, sont abondantes dans le midi ainsi que dans les pays méridionaux ; c'est un légume agréable à manger et de facile digestion lorsqu'il est accommodé convenablement. Aliment peu nutritif.

85. — Les *cardons* fournissent un aliment fade et dont l'estomac se lasse facilement. C'est un légume facile à digérer, mais très peu nutritif.

86. — Les *tiges de céleris* se mangent en salade ; pour être digérées facilement, il faut qu'elles aient été convenablement broyées par les dents, et qu'elles arrivent dans un estomac doué de propriétés digestives énergiques.

87. — La *chicorée* se mange crue en salade, et, de cette manière, elle convient assez à cause de ses propriétés rafraîchissantes et légèrement toniques ; ou bien on la mange cuite et assaisonnée, et alors elle fournit un aliment agréable, léger, mais peu nutritif, et qui convient aux estomacs délicats ou fatigués.

88. — Les *choux* que l'on mange habituellement sont de quatre variétés : les choux blancs ou verts, les choux de Bruxelles, les choux-fleurs et les choux rouges.

89. — Les *choux ordinaires*, les *choux de Bruxelles* et les *choux-fleurs* sont des aliments généralement goûtés, mais qui chargent et fatiguent beaucoup

l'estomac, surtout les choux ordinaires, sans être nutritifs. Les choux ordinaires, blancs ou verts, ne conviennent qu'aux individus adonnés à des exercices du corps, et surtout aux habitants des campagnes.

90. — La *chou-croûte* (*zauerkraut*), qui s'obtient en faisant fermenter les choux blancs, demande, pour être digérée, à être fortement épicée et assaisonnée. C'est un aliment qui ne convient que dans les régions septentrionales et aux personnes douées d'un bon estomac.

91. — Les *choux rouges* sont, en raison de leur principe aromatique, de moins difficile digestion que les autres variétés de choux; il ne faut, toutefois, point en faire abus. On les mange parfois crus et en salade; ils sont alors fort indigestes.

92. — Les *champignons* constituent toujours un aliment dangereux en raison des suites fatales qui peuvent résulter d'une erreur dans le choix des espèces; les bons champignons présentent, la plupart du temps, des caractères, à peu de chose près, analogues aux mauvais. Parmi les champignons comestibles, la *morille* tient le premier rang (42).

93. — Les champignons, par leur composition chimique, participent de la nature des aliments végétaux et animaux; c'est donc une substance alimentaire qui est, tout à la fois, nutritive et fort agréable au goût. Toutefois, elle n'est facilement digérée qu'à la condition d'en manger peu à la fois et d'avoir un bon estomac.

94. — Le *cresson* est habituellement mangé en salade ; quelquefois avec de la viande rôtie ; mais toujours crû. C'est un aliment stimulant et tonique, qui convient aux personnes faibles et dont les forces digestives sont peu actives.

95. — Les *épinards* ne sont pas, comme on le pense généralement, un aliment qui convienne aux malades et aux estomacs débilités par une diète rigoureuse. Pour être agréables au goût, les épinards exigent une assez grande quantité de beurre, ce qui les rend lourds et indigestes ; et comme, d'ailleurs, ils cèdent peu de parties nutritives, il s'ensuit qu'ils fatiguent beaucoup les intestins par leur masse, qui est expulsée presque intacte.

76. — Les *haricots verts* donnent un excellent aliment ; nutritif, facile à digérer, et qui convient parfaitement aux estomacs délicats.

97. — La *laitue* est mangée, soit en salade, soit cuite et assaisonnée au beurre ; elle constitue, dans les deux cas, un aliment facile à digérer, mais peu nutritif ; elle a, en outre, des propriétés calmantes et légèrement laxatives.

98. — L'*oseille* ne peut être mangée seule, en raison de son excessive acidité ; mélangée à de la laitue ou à des épinards, elle fournit un aliment rafraîchissant, mais qui présente, sous le rapport de la digestion, les mêmes inconvénients que les épinards. L'abus de l'oseille compromettrait la santé en donnant lieu à la formation de graviers dans la vessie.

99. — Les ***pois verts*** sont un aliment des plus agréables et des plus sains lorsqu'on en mange modérément; en général, tous les estomacs, même les plus délicats, digèrent facilement ce légume printannier, qui contient une grande proportion de parties nutritives.

100. — Le ***pourpier*** est peu usité à Paris ; dans les pays du nord on le mange cuit et accommodé au beurre; c'est un aliment assez agréable, de facile digestion, mais peu nutritif.

101. — La ***scarole***, qui n'est qu'une variété de chicorée, ne se mange qu'en salade ; pour être facilement digérée il faut qu'elle soit tendre et blanche. C'est un aliment léger et agréable.

102. — La *tomate* est un légume qui sert plutôt de condiment que d'aliment ; toutefois, lorsqu'on le mange seul, il est assez agréable au goût et se digère facilement. Aliment peu nourrissant.

§ 5. Fruits.

103. — Les fruits généralement en usage en Europe, sont : les ***abricots***, les ***amandes***, les ***ananas***, les ***cassis***, les ***cerises***, les ***citrons***, les ***coings***, les ***dattes***, les ***figues***, les ***fraises***, les ***framboises***, les ***grenades***, les ***groseilles***, les ***melons***, les ***nèfles***, les ***noisettes***, les ***noix***, les ***oranges***, les ***pastèques***, les ***pêches***, les ***poires***, les ***pommes***, les ***prunes*** et les ***raisins***.

104. — En Europe, et particulièrement en France, on ne mange des fruits qu'en petite quantité et pour aider, par leurs principes sucrés, acidules ou huileux, à la digestion des aliments qui font la base de nos repas.

105. — Dans les pays méridionaux, en Afrique, en Orient, certains fruits, tels que les dattes et les figues sèches, servent d'aliment au même titre qu'en Europe le pain et les divers légumes.

106. — L'abus des fruits, quels qu'ils soient, est toujours préjudiciable à la santé. L'usage modéré des fruits bien mûrs, facilite la digestion des autres aliments et tempère l'excitation produite par les viandes et par les boissons spiritueuses.

107. — Certains fruits, tels que les abricots, les cerises, les fraises, les framboises, les groseilles, les pêches et les prunes, donnent, en les cuisant avec du sucre, des *conserves* ou *confitures* fort agréables, et dont l'usage est salutaire lorsque les fruits employés sont bien mûrs et que la quantité de sucre est suffisante pour masquer leur acidité.

108. — Une précaution essentielle doit être prise lorsqu'on veut transformer en confiture les diverses espèces de prunes, les pêches et les abricots ; c'est d'enlever l'épiderme de ces fruits avant de les cuire avec le sucre. Cet épiderme ne contient aucune substance alimentaire, et renferme toujours un principe âcre qui fatigue l'estomac et rend les digestions pénibles (43).

109. — Les *abricots* sont très aromatiques et d'un goût fort agréable, mais la chair en est compacte et assez difficile à digérer, surtout quand on les mange avec leur épiderme.

110. — Les *amandes douces* sont agréables au goût et se digèrent facilement si l'on en mange en petite quantité ; c'est un aliment qui, pris en excès, devient lourd et fort indigeste, en raison de l'huile qu'il contient.

111. — L'*ananas* est un fruit dont la consommation s'augmente en France de jour en jour ; il fournit un aliment agréable et rafraîchissant, mais qui ne se digère facilement que lorsqu'on y ajoute une suffisante quantité de sucre.

119. — Les *cassis* ou *groseilles noires*, servent généralement plutôt à préparer la liqueur du même nom que comme aliment. C'est un fruit acidule et de facile digestion.

113. — Les *cerises* sont faciles à digérer, et ont des propriétés rafraîchissantes, en raison du suc acidulé et sucré qu'elles contiennent. Toutefois, il existe une variété de cerises, le bigarreau, qui est de très difficile digestion.

114. — Les *citrons* ne servent qu'à préparer la boisson appelée *limonade* ; leur suc s'emploie encore comme condiment sur les viandes rôties, le poisson, etc. On se sert aussi de leur écorce jaune exté-

rieure pour aromatiser certains aliments dont cette addition contribue à faciliter la digestion.

115. — Les *coings* ne se mangent jamais crus ; ils se mangent cuits avec du vin et du sucre, ou en confiture ; c'est un aliment fort astringent, et dont ne doivent jamais user les personnes d'un tempérament échauffé.

116. — Les *dattes* sont consommées comme un aliment en Afrique et dans l'Inde ; en Europe, elles ne se mangent que comme dessert ; c'est un fruit excellent, dont la consommation tend à s'accroître en France, et qui possède des propriétés laxatives assez prononcées.

117. — De même que les dattes, les *figues*, surtout à l'état sec, servent d'aliment en Afrique et en Orient ; en Europe, on n'en mange qu'à la fin des repas, c'est un fruit peu facile à digérer.

118. — Les *fraises* et les *framboises* sont des fruits fort agréables au goût et rafraîchissants ; toutefois, la fraise surtout, ne peut être supportée par la plupart des estomacs, que lorsqu'elle est additionnée de beaucoup de sucre et d'un peu de vin. Le mélange de fraises et de crême, que font certaines personnes, constitue un aliment dangereux par le travail qu'il impose à l'estomac.

119. — Les *grenades*, dont les Italiens et les Espagnols font une grande consommation, sont agréables en raison de leur suc acidule ; mais elles ont des propriétés astringentes très prononcées.

120. — Les *groseilles* rouges et blanches sont rafraîchissantes et de facile digestion ; les blanches doivent être préférées, étant en général moins acides que les rouges.

121. — Le *melon* est un fruit assez difficile à digérer; en l'assaisonnant, soit de sel et de poivre, soit de sucre, l'estomac le supporte mieux. La prudence exige qu'on n'en mange qu'en petite quantité.

122. — Les *nèfles* sont peu recherchées ; elles ont des qualités astringentes assez prononcées ; c'est un fruit peu digeste et peu agréable au goût.

123. — Les *noisettes* et les *noix* ne sont bonnes à manger que lorsqu'elles sont fraîches ; lorsqu'elles sont sèches, elles occasionnent souvent des irritations à la gorge par suite de la rancidité de l'huile qu'elles contiennent.

124. — Les *oranges* sont rafraîchissantes ; toutefois dans les climats chauds, il faut n'en manger que peu à la fois, la dyssenterie pouvant être la conséquence de l'abus de ce fruit. Dans les pays d'où elles sont originaires, on mange les oranges mûries sur l'arbre; celles qui sont consommées en France n'étant pas toujours parfaitement mûres, doivent être saupoudrées de sucre, et arrosées de vin généreux ou de rhum.

125. — La *pastèque* ou *melon d'eau*, fruit des pays chauds, est peu connu dans le nord de la France. Ce fruit très rafraîchissant doit être mangé avec pru-

dence; pris en excès, il a tous les inconvénients des melons et des oranges.

126. — Les *pêches* sont un des fruits les plus délicats d'Europe; elles ont besoin, pour être digérées facilement, d'être fortement sucrées et d'être arrosées de bon vin.

127. — Les *poires* et les *pommes* sont de facile digestion; mangées crues ou cuites, selon les espèces, et dépouillées de leur épiderme, elles constituent un excellent aliment. Ces deux sortes de fruits sont peut-être les seuls qui conviennent généralement à tous les estomacs.

128. — Les *prunes* sont en général d'assez difficile digestion, surtout lorsqu'on les mange avec leur épiderme, pourvu d'un principe astringent qui, dans la plupart des cas, occasionne des chaleurs et des aigreurs d'estomac.

129. — Le *raisin* bien mûr et de bonne qualité, constitue un excellent aliment; toutefois, il ne faut pas en faire abus, car la dyssenterie pourrait en être la conséquence, surtout si l'on mange le raisin avec sa pellicule, laquelle n'offre qu'une substance non digestible, et qui fatigue beaucoup les intestins.

130. — L'usage du raisin convient surtout aux personnes bilieuses et à tempérament échauffé, ainsi qu'à celles qui sont prédisposées aux maladies inflammatoires.

131. — Le ***raisin sec***, ou ***raisin de caisse***, est un aliment agréable et sain. Si, en mangeant le raisin de caisse, on a la précaution de broyer ses pépins entre les dents, il acquiert une propriété légèrement laxative. Cette propriété parait due à l'huile empyreumatique contenue dans les pépins.

§ 6. Aliments animaux. — Viandes fraîches, de facile digestion, peu nutritives.

132. — Les animaux dont la chair peut être rangée dans cette classe, sont : l'*agneau*, la *caille*, le *chevreau*, le *dindonneau*, l'*ortolan*, le *pigeonneau*, le *poulet* et le *veau*.

133. — L'*agneau* et le *chevreau* sont en usage principalement dans les pays méridionaux ; leur chair est tendre, délicate ; celle du chevreau est aromatique ; c'est un aliment qui convient aux estomacs irritables, mais nullement aux tempéraments lymphatiques.

134. — La *caille* et l'*ortolan* sont deux mangers recherchés à juste titre ; la chair de ces oiseaux nourrit peu, mais elle est digérée avec la plus grande facilité.

135. — Le *dindonneau*, le *pigeonneau* et le *poulet* fournissent un aliment agréable et très digeste ; toutefois, le poulet l'emporte sous le rapport de la digestibilité. Le dindonneau a une chair un peu plus ferme et plus compacte.

136. — La viande de veau est blanche, et convient aux estomacs délicats; il ne faut toutefois pas en faire un usage trop fréquent, car elle est un peu laxative. Les rognons fournissent un mets agréable, mais assez indigeste. Le foie est dans le même cas. Quant aux ris de veau, ils sont très légers et faciles à digérer, surtout si, ayant égard à la grande quantité d'albumine qu'ils contiennent, on a le soin de ne pas les faire trop cuire.

§ 7. Viandes fraîches, de facile digestion, très nutritives.

137. — Cette classe renferme, le *bœuf*, le *canard*, le *chapon*, la *dinde*, le *faisan*, le *faisandeau*, le *lapin*, le *mouton*, l'*oie*, le *perdreau*, la *perdrix*, le *pigeon*, la *poularde*, la *poule*.

138. — La viande de *bœuf* est, sans contredit, le meilleur des aliments tirés du règne animal; cette viande est généralement supportée par tous les estomacs, même les plus délicats; c'est aussi celle qui répare le mieux nos forces, et dont l'usage fatigue le moins vite l'estomac et le goût.

139. — Le *bœuf* se mange *bouilli* ou *rôti*; bouilli, il convient de préférence aux personnes qui exécutent des travaux corporels fatigants; rôti, c'est un excellent aliment pour les hommes de cabinet et pour les personnes de loisir.

140. — La *langue de bœuf* est un manger assez di-

geste, mais peu sapide, et qui demande à être relevé par des condiments. La *cervelle* et le *palais* sont délicats et assez recherchés.

141. — La *moelle* de bœuf est agréable au goût, mais se digère assez difficilement. Les *rognons* donnent un bouillon fort agréable et très nutritif, dont le goût se rapproche de celui du bouillon de poule.

142. — Le *canard*, la *dinde*, le *faisan* et la *perdrix* fournissent une chair sapide et très nutritive, et qui, par conséquent, demande un estomac bien disposé et doué d'une certaine force digestive. Les foies gras de canard sont un manger délicieux, mais extrêmement lourd et indigeste.

143. — Le *chapon*, le *faisandeau*, le *perdreau* et la *poularde* sont de très facile digestion, et conviennent surtout aux personnes qui ont besoin de réparer promptement leurs forces.

144. — Le *lapin sauvage* est un bon aliment, moins facile à digérer que le *lapin domestique*, dont la chair est assez délicate.

145. — La viande de mouton est, après celle de bœuf, une des plus agréables et des plus nutritives ; tous les estomacs qui fonctionnent bien, digèrent facilement la viande de mouton, surtout quand elle est rôtie. Les rognons et les cervelles sont fort recherchés; les premiers sont un peu indigestes.

146. — L'oie est un manger peu délicat et assez difficile à digérer; les foies gras d'oie, bien que moins

délicats au goût que ceux de canard, sont cependant recherchés, mais ils sont très difficiles à digérer, et ne conviennent qu'aux estomacs robustes.

147. — La chair du pigeon est sapide et très nutritive, toutefois elle est échauffante, et les personnes brunes, à tempérament sec, ne doivent point en faire usage.

148. — La poule seule, ou réunie à une certaine quantité de viande de bœuf, ne sert qu'à faire un bouillon qui est très aromatique et qui convient beaucoup aux personnes délicates.

§ 8. Viandes noires et Charcuterie, de difficile digestion.

149. — A cette catégorie appartiennent le *porc frais*, l'*alouette*, la *bécasse*, la *bécassine*, le *bec-figue*, le *canard sauvage*, le *cerf*, le *chevreuil*, le *coq de bruyère*, le *daim*, l'*élan*, la *grive*, le *lièvre*, le *merle*, l'*oie sauvage*, la *poule d'eau*, le *rouge-gorge*, le *sanglier* et la *sarcelle*.

150. — La viande de *porc* ainsi que le lard sont d'une grande utilité pour les habitants des campagnes qui, en raison de leur activité et de leurs travaux corporels assez pénibles, les digèrent facilement; ces aliments ne conviennent point aux habitants des villes, surtout aux personnes à occupations sédentaires, et à celles qui ont une constitution lymphatique.

151. — Le *cochon de lait* est un aliment fade et fort indigeste quand il n'est pas relevé par beaucoup d'épices; cette viande est très recherchée par certaines personnes, mais elle ne convient qu'aux estomacs robustes.

152. — Le *foie de porc* est de difficile digestion; il en est de même du *boudin*, dont on ne doit manger qu'en très petites quantités et jamais au repas du soir.

153. — L'*alouette* et le *rouge-gorge* sont, avec la caille et l'ortolan, dont nous avons parlé ci-dessus, le gibier le plus facile à digérer; l'alouette se vend à Paris sous le nom de *mauviette*.

154. — La *bécasse*, la *bécassine*, la *grive* et le *merle* sont des gibiers de haut goût, très nourrissants, mais fort indigestes, et qui stimulent trop fortement les estomacs délicats. Le *merle d'Ajaccio* est surtout recherché pour la saveur aromatique de sa chair.

155. — Le *bec-figue* ne convient ni aux personnes délicates, ni aux estomacs affaiblis par une longue diète ; c'est un gibier qui exige beaucoup d'épices et qui devient par cette raison un aliment fort excitant.

156. — Le *canard sauvage*, le *coq de bruyère*, l'*oie sauvage*, sont des viandes succulentes, échauffantes et peu digestes. Elles sont nutritives, mais ne conviennent ni aux individus sédentaires, ni aux estomacs délicats.

157. — Le *cerf*, le *chevreuil*, le *daim*, l'*élan* et le

lièvre peuvent être rangés sur la même ligne, sous le rapport des qualités nutritives et de la digestibilité; ces viandes ne conviennent qu'aux personnes jeunes et robustes; elles sont, au surplus, riches en parties nutritives.

158. — La *poule d'eau* et la *sarcelle* ont une chair difficile à digérer et fort échauffante.

159. — La viande de sanglier constitue un aliment agréable et nourrissant; elle est d'autant plus facile à digérer que l'animal est plus jeune.

§ 9. Viandes fumées et salées.

160. — En France on ne fume guère que la chair de bœuf et de porc; les viandes fumées sont fort indigestes, et les personnes délicates doivent s'en abstenir. Il en est de même des viandes salées, ainsi que des diverses espèces de charcuterie.

§ 10. Poissons de facile digestion.

161. — Cette catégorie comprend la *barbue*, la *carpe*, le *carrelet*, l'*éperlan*, le *goujon*, la *limande*, les différentes variétés d'*ombre*, la *sole*, la *truite*, la *truite saumonée;* on peut y ajouter les *grenouilles*, les *huîtres* et les *tortues*.

162. — Tous les poissons de cette première caté-

gorie fournissent une alimentation agréable et réparatrice sans aucune fatigue pour l'estomac. La chair du poisson convient surtout aux tempéraments bilieux, et aux personnes dont l'estomac est facilement irritable.

163. — Pour que les poissons, dont la nomenclature précède, soient de facile digestion, il faut qu'ils soient accommodés de manière à ne pas être associés à trop d'aromates. La friture est surtout lourde et indigeste.

164. — Les *grenouilles* donnent un aliment aussi délicat qu'il est léger; leur chair convient aux malades et aux convalescents.

165. — Les *huîtres* se digèrent très facilement lorsqu'elles sont fraîches et pendant l'hiver; il est prudent de s'en abstenir depuis mai jusqu'en septembre.

§ 11. Poissons de difficile digestion.

166. — Cette classe comprend l'*anguille*, l'*alose*, le *bar*, le *barbeau*, la *brême*, le *brochet*, le *cabeliau*, le *congre*, l'*esturgeon*, le *hareng*, la *lamproie*, la *loche*, la *lotte*, le *maquereau*, le *merlan*, la *merluche*, la *morue*, le *mulet*, la *raie*, le *rouget*, la *sardine*, le *saumon*, la *tanche*, le *thon*, le *turbot*. On peut y ajouter les *crevettes*, les *écrevisses*, le *homard*, la *langouste* et les *moules*.

167. — Les poissons les plus indigestes de cette catégorie, sont le *congre* ou anguille de mer, l'*esturgeon*, la *lamproie*, le *maquereau*, la *morue*, la *raie*, le *thon* et le *turbot*. Il faut y joindre les *homards* et les *langoustes*.

168. — La chair de ces poissons est, en général, ferme, et demande, pour pouvoir être digérée, à être accompagnée d'épices et de condiments excitants. Les estomacs robustes peuvent donc seuls supporter cette sorte d'aliment. Le *thon mariné*, surtout, ne convient qu'à très peu de personnes.

169. — Il est prudent de s'abstenir de *moules* pendant l'été, de mai à septembre ; mangées à cette époque, elles occasionnent très souvent des accidents qui ont de l'analogie avec l'empoisonnement.

§ 12. Œufs et laitage.

170. — Les *œufs de poule* sont ceux qui sont consommés le plus fréquemment. On mange aussi quelquefois ceux de cane et de dinde ; ces derniers se digèrent moins facilement que ceux de poule.

171. — Les œufs sont un des aliments les plus agréables, les plus nutritifs et en même temps les plus faciles à digérer pour tous les estomacs sans exception (44).

172. — L'œuf étant composé en grande partie d'*albumine*, et celle-ci se durcissant et devenant in-

digeste par la cuisson, il s'ensuit que la meilleure manière d'accommoder les œufs est de les faire cuire *à la coque*, et de veiller à ce que le blanc soit à demi-liquide.

173. — Le *lait de vache* est un aliment très sain et fort agréable ; en général on le digère facilement, surtout quand il est convenablement sucré et aromatisé. C'est une sorte de nourriture qui convient plutôt aux personnes qui sont sédentaires qu'aux individus livrés à des travaux fatigants.

174. — Le lait pris habituellement, surtout s'il est joint aux farineux, prédispose les habitants des pays bas et humides aux maladies scrofuleuses et aux engorgements lymphatiques ; il n'a pas le même inconvénient chez les habitants des montagnes, en raison des propriétés stimulantes de l'air.

175. — Le *lait de chèvre* et le *lait d'ânesse* sont très légers et peu nutritifs ; c'est pourquoi on les conseille aux malades atteints d'affections de poitrine. Du lait de vache mélangé de moitié d'eau, remplit le même but (45).

176. — Pour faciliter la digestion du lait, il faut avoir soin de mettre une petite quantité de sel dans les différents mets dans lesquels on fait entrer ce liquide animal.

177. — Le lait ne convient ni aux vieillards, ni aux lymphatiques, ni aux scrofuleux, ni dans les pays

froids et humides. Il convient surtout aux tempéraments secs, nerveux et irritables.

178. — Les parties constitutives du lait sont : le ***sérum*** ou petit lait, le ***beurre*** et le ***caséum*** ou fromage. Le petit lait, surtout lorsqu'il est clarifié, est une boisson rafraîchissante qui convient aux tempéraments échauffés.

179. — La *crême* est un composé de beurre, de fromage et de petit lait ; elle fournit un aliment très agréable au goût mais lourd et indigeste, à moins qu'on n'y ajoute du sucre et des aromates.

180. — Le ***beurre*** est un aliment sain et agréable ; il se digère plus facilement que les autres graisses, en raison de son arôme particulier. Le beurre frais est préférable au beurre salé, qui n'est pas supporté par les estomacs délicats.

181. — On conserve le beurre en le fondant ; le beurre doit être fondu au bain-marie, et il ne faut pas qu'il entre en ébullition ; s'il bout, une partie est décomposée par la chaleur, elle donne à la masse un mauvais goût et des propriétés irritantes qui prédisposent surtout aux maux de gorge (46).

182. — Les fromages sont de deux sortes : les *fromages frais*, ceux-ci sont rafraichissants, mais on ne les digère facilement qu'en y ajoutant du sucre et des aromates ; les *fromages fermentés* et *salés*, que l'on mange ordinairement au dessert, et qui, par leurs propriétés excitantes contribuent à la digestion des autres aliments.

§ 13. — Des Condiments et des Assaisonnements.

183. — Les *condiments* et les *assaisonnements* sont des substances solides ou liquides, qui, mêlées aux aliments, ont pour effet, soit de modérer la sensibilité des organes digestifs, soit d'exciter ces mêmes organes, et de les aider ainsi à accomplir convenablement leurs fonctions.

184. — L'usage immodéré des divers assaisonnements est on ne peut plus funeste à la santé ; c'est la goutte d'eau qui, par une action incessante, finit par creuser le marbre. Les assaisonnements pris avec excès et souvent, finissent par occasionner des maladies incurables.

185. — La privation d'assaisonnements est un excès opposé qu'il faut soigneusement éviter sous peine de voir son estomac perdre bientôt toute sa tonicité et sa puissance digestive.

186. — Les condiments se trouvent en général répartis sur le globe en raison du besoin qui s'en fait sentir ; les régions équinoxiales, où règne une chaleur énervante, et les contrées voisines du pôle, où un froid perpétuel déprime les forces digestives, ont chacunes leurs condiments propres, tandis que les climats tempérés en possèdent très peu (47).

187. — Les condiments excitants conviennent aux tempéraments lymphatiques, aux vieillards et aux

individus adonnés aux travaux du corps ; ils sont contraires aux tempéraments sanguins, bilieux, aux enfants et aux jeunes gens.

188. — Les principaux condiments et assaisonnements employés en Europe, sont : l'*ail*, les *anchois*, la *cannelle*, les *câpres*, le *cerfeuil*, la *ciboule*, la *civette*, l'*échalote*, l'*estragon*, le *gingembre*, le *girofle*, les *huiles*, le *laurier*, le *miel*, la *moutarde*, la *muscade*, le *persil*, le *piment*, le *poivre*, le *raifort*, le *safran*, la *sariette*, la *sauge*, le *sel*, le *sucre*, le *thym*, la *vanille*, le *vinaigre*.

189. — L'*ail*, la *ciboule*, la *civette* et l'*estragon*, contiennent les mêmes principes âcres et aromatiques, mais à des degrés différents ; l'ail est celui qui en contient le plus. Ces condiments très excitants ne conviennent qu'aux personnes bien constituées.

190. — Les *anchois* se mangent le plus ordinairement salés ; dans cet état, ils sont très stimulants, en raison du sel dans lequel ils sont confits. Les personnes bilieuses, celles qui ont une inflammation chronique de l'estomac ou des intestins, ne doivent jamais en faire usage ; mangé frais, l'anchois est le poisson le plus délicat, et il se digère facilement.

191. — La *cannelle*, le *girofle*, la *muscade* et la *vanille*, sont des condiments aromatiques, qui, employés en petite quantité, contribuent à relever le goût des aliments fades et insipides, et qui aident à leur digestion. Toutefois, il faut éviter l'usage habituel de ces

substances, qui finissent, surtout quand on en abuse, par irriter l'estomac et par échauffer le sang.

192. — Les *câpres*, le *cerfeuil*, l'*estragon*, le *persil*, le *raifort*, la *sariette*, la *sauge* et le *thym* sont généralement fort usités dans les climats tempérés ; ce sont des condiments peu actifs, qui occasionnent à l'estomac une stimulation douce et qui facilite la digestion des aliments.

193. — Les huiles que l'on consomme le plus ordinairement sont celles d'*olives*, de *pavots*, de *noix*, de *sézame* et de *faîne*.

194. — Les huiles sont en général lourdes et indigestes ; les aliments préparés dans la friture doivent être convenablement salés, ou fortement sucrés pour pouvoir être digérés.

195. — L'*huile d'olives* est la meilleure des huiles que l'on mange ; vient ensuite l'*huile de sézame*, dont on fait, dans le midi, une grande consommation. L'*huile de noix* est assez agréable à manger, mais seulement quand elle est nouvelle.

196. — L'*huile de pavots*, se consomme surtout dans le Nord et dans l'Est de la France ; elle convient tout autant à l'alimentation que l'huile d'olives ; elle n'en diffère que par l'absence de tout arôme. Quant à l'*huile de faîne*, que l'on extrait des fruits du hêtre, on en consomme surtout en Lorraine. Cette huile, fort agréable au goût, présente cette particularité qu'elle n'est mangeable que la troisième année de sa préparation (48).

197. — On se sert de deux espèces de *laurier :* du *laurier commun*, que l'on introduit dans les ragoûts de viande; du *laurier-amandier*, dont on fait bouillir les feuilles dans le lait pour lui donner l'arôme d'amandes amères. Le principe aromatique du laurier-amandier étant un poison violent, il convient d'être très réservé dans son emploi.

198. — Le *miel*, très peu employé depuis l'extension considérable donnée à la fabrication du sucre, jouit de propriétés adoucissantes et laxatives assez prononcées.

199. — La moutarde est un condiment fort employé pour aider à la digestion de certains aliments fades et peu sapides. Elle est généralement bien supportée surtout par les personnes lymphatiques, et par celles dont l'estomac a besoin d'être légèrement stimulé.

200. — Le *poivre*, le *piment* et le *safran*, sont des condiments usités surtout dans les pays chauds ; on en consomme moins dans les régions tempérées. Bien que ces substances soient utiles pour aider à la digestion des aliments mucilagineux et fades, il est bon, toutefois, d'en user sobrement.

201. — Le *sel* est l'assaisonnement par excellence; c'est le plus répandu dans la nature, et sans le sel, il est impossible à l'estomac d'accomplir ses fonctions. La meilleure règle dans son emploi est le goût.

202. — Le *sucre* est une substance devenue presqu'aussi nécessaire à la vie que le sel, et qui contribue,

d'une manière puissante à la digestibilité de beaucoup d'aliments. Ce condiment convient sous toutes les latitudes, et généralement à tous les tempéraments.

203. — L'abus du sucre, surtout chez les enfants, entraîne la langueur des forces digestives, et par suite la perte de l'appétit.

204. — On doit éviter de broyer souvent du sucre ou des dragées avec les dents; cette habitude aurait pour résultat d'user rapidement l'émail des dents.

205. — Le *vinaigre* doit être employé avec réserve; ajouté en trop grande quantité aux aliments, il stimule vivement l'estomac, et, lorsqu'on en continue l'usage, il occasionne la perte de l'appétit et des douleurs nerveuses d'estomac. Les personnes qui ont la poitrine irritable doivent surtout s'en abstenir.

§ 14. Des Boissons. — Boissons non fermentées.

206. — On nomme *boissons* les liquides qui servent à calmer notre soif, et à aider à la digestion des aliments.

207. — Les *boissons non fermentées* sont : l'*eau pure*, la *limonade*, l'*orangeade*, l'eau additionnée de sirops de *groseilles*, d'*orgeat*, de *vinaigre*, de *verjus ;* on peut encore comprendre dans cette catégorie les *glaces* et les *sorbets*.

208.—L'*eau pure* de bonne qualité est la meilleure des boissons. Pour en faire usage il faut qu'elle soit à la température ordinaire. Plus froide elle peut occasionner de graves accidents, surtout si l'on en prend une grande quantité à la fois lorsque le corps est en sueur et lorsque l'estomac est vide (49).

209. — L'eau bue tiède après les repas provoque le vomissement; bue très chaude elle facilite la digestion, mais son usage souvent renouvelé ferait perdre à l'estomac sa tonicité et ses forces digestives.

210. — L'eau, pour pouvoir être bue sans inconvénients, doit être *fraîche*, *limpide*, *inodore*, *sapide*, *bien aérée;* elle doit, en outre, dissoudre le savon sans former de grumeaux, et cuire parfaitement les légumes secs.

211. — L'eau fraîche avalée dans le but de calmer la soif doit être bue à petits coups; il en est de même de toutes les boissons rafraîchissantes. Prises pour ainsi dire goutte à goutte, elles calment promptement la soif; avalées en grande quantité, elles fatiguent l'estomac et la sensation de la soif ne tarde pas à se reproduire.

212. — La meilleure eau est celle de pluie, lorsque surtout on a le soin de ne pas recueillir les premières portions qui tombent et qui entraînent les impuretés répandues dans l'air; et quand aussi elle n'a ni passé, ni séjourné dans des conduits en zinc ou en plomb.

213. — La préférence accordée à l'eau de pluie

sur les autres eaux potables, vient de sa pureté et de son plus grand degré d'aération. Après l'eau de pluie, vient l'eau de rivière; mais celle-ci a besoin d'être filtrée, surtout quand on la recueille aux environs d'une grande ville. L'eau de source est également bonne. Quant aux eaux de puits et de citernes, elles sont rarement salubres, en raison des sels calcaires et des matières végétales ou animales qu'elles contiennent.

214. — L'eau obtenue en faisant fondre la neige est aussi bonne que celle de pluie, mais elle contient moins d'air; il faut donc avoir soin de l'agiter vivement avant de s'en servir.

215. — Lorsqu'on ne peut se procurer de l'eau de pluie ou de source, il faut filtrer l'eau à travers le charbon pilé ou le sable fin.

216. — L'usage des eaux provenant des mares, des étangs, ou de tout autre lieu où l'eau est stagnante, est dangereux et nuisible. Il peut en résulter des fièvres intermittentes et d'autres maladies.

217. — Dans les maisons particulières, on doit conserver l'eau, destinée à l'alimentation, dans des vases de verre, de faïence, de pierre ou de marbre. Jamais il ne faut se servir de vases en métal.

218. — Les tuyaux qui servent à conduire l'eau doivent être faits, soit en fonte de fer, soit en terre vernissée, et mieux encore en verre.

219. — Lorsque l'eau est employée pour désaltérer

pendant les chaleurs de l'été et hors le temps des repas, il est bon d'y ajouter, soit une petite quantité de vin, soit un peu d'eau-de-vie, dans la proportion d'un vingtième.

220. — La prudence commande de boire frais en été et tiède ou chaud en hiver. Les boissons prises froides en hiver sont la cause des rhumes et des fluxions de poitrine. En été, une boisson tiède ou chaude augmente la prédisposition à la transpiration.

221. — L'eau pure pendant les repas est la boisson qui convient le mieux aux enfants et aux jeunes gens jusqu'à l'âge de quinze à dix-sept ans. Elle convient à tout âge aux personnes à tempérament bilieux, échauffé, sec; ainsi qu'aux individus très sanguins et à ceux qui sont sujets aux inflammations d'estomac.

222. — Soit qu'on boive à ses repas de l'eau pure ou additionnée de vin; soit qu'on boive de la bière, du cidre ou toute autre boisson fermentée, il est important pour la santé de boire dans les vingt-quatre heures environ un litre de liquide.

223. — La *limonade* et l'*orangeade* sont des boissons dont l'effet ordinaire est de tempérer, de rafraichir; toutefois, il faut qu'elles soient convenablement préparées; trop acides, elles agacent l'estomac. Ces boissons conviennent, ainsi que toutes celles qui sont acidules, aux tempéraments sanguins et échauffés.

224. — La limonade et l'orangeade doivent toujours être préparées en exprimant le suc d'un citron

ou d'une orange dans de l'eau froide, dans laquelle on a fait fondre quelques morceaux de sucre avec lesquels on a préalablement frotté l'écorce du fruit afin d'en recueillir l'arôme.

225. — L'eau à laquelle on ajoute du ***sirop de groseilles***, de ***vinaigre*** ou de ***verjus***, donne une boisson analogue à la limonade et qui produit les mêmes effets.

226. — Le ***sirop d'orgeat*** mélangé à de l'eau fournit une boisson tempérante, mais qui est assez difficile à digérer, et qui ne convient qu'aux tempéraments nerveux.

227. — Les ***glaces*** et les ***sorbets*** rentrent dans la catégorie des boissons rafraîchissantes ; ces sortes de préparations ne conviennent qu'aux jeunes gens et aux personnes à système sanguin énergique. Les femmes, dans certains cas, les vieillards, les estomacs débiles, les individus qui ont une toux chronique doivent s'en abstenir.

228. — On ne doit jamais prendre de glaces quand le corps est en sueur, ni immédiatement avant ou après le repas. On doit les manger lentement et par petites fractions.

§ 15. Boissons fermentées.

229. — Les boissons qui résultent de la fermentation, sont : les différents ***vins***, la ***bière***, le ***cidre***, l'***eau-***

de-vie, le ***rhum***, le ***rack***, le ***tafia***, le ***genièvre***, le ***kirschenwasser*** et, enfin, les diverses ***liqueurs de table***.

230. — Les vins, à quelqu'espèce qu'ils appartiennent, doivent toujours être bus avec beaucoup de modération par les femmes, les vieillards et les jeunes gens. Si l'on veut faire d'un enfant un homme fort, il faut se garder de lui laisser boire du vin pur avant sa quinzième année.

231. — Les ***vins*** peuvent être classés en ***vins toniques*** et en ***vins excitants;*** les vins de Bordeaux et les vins du Rhin sont *toniques;* les vins de Bourgogne, du Languedoc et du Roussillon sont *excitants*.

232. — Les vins rouges toniques conviennent surtout aux individus sanguins ou nerveux; les personnes à constitution molle et lymphatique se trouvent bien de l'usage des vins rouges excitants.

233. — Les vins blancs sont, en général, plus excitants que les vins rouges; mais ils désaltèrent plus vite, surtout mêlés à une certaine quantité d'eau; ils doivent cette propriété à leur acidité.

234. — Les vins mousseux de Champagne et d'Arbois excitent modérément le cerveau en raison de l'acide carbonique qu'ils contiennent; le vin de St-Peray contient, outre l'acide carbonique, une plus forte proportion d'alcool que les deux autres vins mousseux; on doit donc se méfier de la forte stimulation qu'il produit.

235. — Les vins mousseux bus avec mesure conviennent, en général, à tous les tempéraments, mais seulement à la condition de n'en boire qu'à la fin du repas et lorsque l'estomac est garni d'aliments.

236. — Les *vins de liqueurs* se divisent en *vins doux* et en *vins secs*. Ces vins proviennent, soit du midi de la France, soit de Grèce, d'Italie, d'Espagne et de Portugal.

237. — Les vins doux sont, en général, moins chargés d'alcool que les vins secs; ils sont plus nutritifs mais aussi plus indigestes que ces derniers.

238. — Les vins doux, tels que le *Chypre*, le *Constance*, le *Lacryma-Christi*, le *Malaga*, sont contraires aux estomacs qui digèrent lentement; les vins secs, tels que le *Madère*, le *Xérez*, sont excitants mais en même temps toniques, et ils conviennent aux personnes qui n'ont pas l'estomac irritable ainsi qu'aux individus débilités par une longue abstinence.

239. — Quelle que soit l'espèce de vin dont on use, il faut, si l'on veut conserver sa santé, n'en prendre qu'en petite quantité à chaque repas, et n'en jamais boire entre les repas, alors que l'estomac est vide. Rien n'est aussi préjudiciable au physique aussi bien qu'au moral de l'homme, que l'abus du vin.

240. — L'ivrognerie est de tous les vices le plus dégradant; il jette le physique et le moral de l'homme dans une sorte de prostration qui le fait descendre au-dessous des animaux les plus stupides. L'ivro-

gnerie a tué plus d'hommes que le canon des batailles et toutes les maladies réunies.

241. — La *bière* est de deux sortes, *forte* ou *légère ;* la bière forte est tonique et nourrissante ; elle convient aux estomacs en bon état et aux tempéraments sanguins ou nerveux.

242. — La *bière légère* convient mieux aux femmes délicates et aux enfants ; la bière, en général, qu'elle soit forte ou légère, est une boisson défavorable aux tempéraments mous et lymphatiques.

243. — Lorsque, par goût ou par raison de santé, l'on fait un usage habituel de la bière à ses repas, il est bon d'aider à la digestion en buvant un petit verre de bon vin à la fin du repas (50).

244. — Le *cidre* et le *poiré* sont deux sortes de boissons qui sont préparées avec les pommes et les poires, et qui sont d'un usage général en Normandie principalement.

245. — Le cidre nouveau est doux et agréable à boire ; de même que tous les liquides mucilagineux, il contribue plutôt à ralentir la digestion qu'à l'accélérer ; il est lourd et détermine souvent des effets purgatifs.

246. — Le vieux cidre devient mousseux et légèrement stimulant ; il peut même causer l'ivresse s'il est bu en grande quantité. Cependant, comme toute sa partie mucilagineuse n'est pas détruite par la fer-

mentation, il possède encore des propriétés indigestes.

247. — L'*eau-de-vie* la meilleure est celle que fournit le midi de la France, et surtout Cognac et ses environs. Bue à très petite dose après un repas copieux, par des personnes bien constituées et en parfait état de santé, la bonne eau-de-vie est un stimulant agréable et utile.

248. — L'eau-de-vie est nuisible aux femmes, aux vieillards, aux enfants et aux jeunes gens. Prise à hautes doses souvent renouvelées, l'eau-de-vie jette le cerveau dans une espèce de torpeur, et amoindrit l'intelligence.

249. — Le *rhum*, le *tafia*, le *rack*, sont des eaux-de-vie retirées de la canne à sucre par distillation; ces sortes de boissons, beaucoup plus fortes que l'eau-de-vie de France, produisent des effets analogues, mais plus énergiques. Leur abus est donc encore plus préjudiciable à l'homme que ne l'est celui du vin et de l'eau-de-vie.

250. — Le *kirschenwasser* est le produit de la distillation des cerises sauvages; cette boisson alcoolique a plus d'inconvénients encore que le rhum et l'eau-de-vie, en ce, qu'outre de l'alcool, elle contient une certaine quantité d'acide hydrocyanique, qui est un violent poison, et qui agit sur l'homme en engourdissant ses facultés intellectuelles et en le privant de ses forces physiques.

251. — Le *genièvre*, *gin* des Anglais, est une espèce d'eau-de-vie retirée par distillation des fruits du
genévrier. Le genièvre est très fort et ne convient
qu'aux hommes robustes et travaillant activement,
encore faut-il n'en boire qu'en très petite quantité et
orsque l'estomac est garni.

252. — Les *liqueurs de table* sont, en général,
noins funestes à la santé que l'eau-de-vie, le rhum et
es autres boissons purement alcooliques; néanmoins,
l faut user très modérément des liqueurs, et seulement
pour aider à la digestion après un repas copieux.

253. — Quelques personnes ont l'habitude de
prendre le matin à jeun un verre d'eau-de-vie ou de
hum, quand elles doivent sortir et s'exposer au froid.
Cet usage est nuisible à la santé; il vaut mieux dans
ce cas manger un morceau de pain et boire ensuite
in petit verre d'une liqueur douce, qui stimulera modérément tout l'organisme sans irriter l'estomac.

§ 16. Du thé, du café et du chocolat.

254. — Le *thé* est une boisson aromatique et légèrement excitante qui facilite la digestion.

255. — Il n'existe qu'une seule espèce d'arbre à
hé; les feuilles qui sont le produit de cet arbre
prennent le nom de *thé noir* ou de *thé vert*, selon le
node de récolte et de préparation que les Chinois
eur font subir (51).

256. — Le *thé noir* étant préparé avec des feuilles qui ont été soumises à l'action de la vapeur d'eau avant d'être torréfiées, il est dépouillé de ses qualités vireuses. Il est donc moins stimulant que le *thé vert*, qui n'a point subi cette manipulation préalable.

257. — Le *thé noir* convient surtout aux personnes nerveuses, aux femmes et aux enfants ; le *thé vert*, très excitant, ne peut être consommé sans inconvénients que par des individus robustes, à tempérament mou et peu irritable.

258. — L'infusion de thé convenablement sucrée et prise chaude, remplace très avantageusement l'eau-de-vie et les liqueurs prises dans le but de faciliter la digestion. Cette boisson aromatique convient surtout dans les pays froids et humides.

259. — Quand on veut faire usage du thé dans le but de favoriser la digestion d'un repas copieux, il faut s'abstenir d'y ajouter du lait. Une cuillerée à café d'eau-de-vie mêlée à une tasse de thé, aide, dans ce cas, à son action digestive et stimulante.

260. — Le *café* est une boisson aromatique qui se prend de deux manières : mélangé à du lait ou à de la crême, et dans ce cas il constitue pour beaucoup de personnes le premier repas de chaque jour; pur et après le repas du soir, dans le but de faciliter la digestion.

261. — Le *café au lait* présente entre autres inconvénients celui de fatiguer l'estomac à la longue ;

faisant promptement taire la sensation de la faim, il induit aussi en erreur sur la quantité de matières nutritives qu'il convient de prendre pour se substanter suffisamment.

262. — Le *café à l'eau*, sucré, est un stimulant plus énergique que le thé, et dont les personnes maigres ou nerveuses, les femmes et les individus sanguins et bilieux doivent user avec modération.

263. — Le mélange d'une partie de café à l'eau et de huit parties d'eau froide, forme une boisson qui rend de grands services dans les pays chauds, en Afrique par exemple ; cette boisson, légèrement stimulante, soutient les forces digestives et désaltère sans exercer, comme l'eau pure ou additionnée de sucs acides de fruits, un effet débilitant sur les organes digestifs, et sans provoquer des maladies des intestins.

264. — La boisson formée par le café mélangé à l'eau a encore pour effet de combattre les mauvaises influences des lieux marécageux, et d'éviter ainsi les fièvres intermittentes.

265. — Le café à l'eau et sucré agit sur les personnes bien constituées, en accélérant la circulation et en stimulant le cerveau ; sous l'influence de cette boisson, les facultés morales et intellectuelles deviennent plus actives ; on se sent plus agile, plus dispos ; l'imagination est plus vive et la pensée plus exaltée.

266. — L'opium et les boissons alcooliques prises

en excès produisant des effets narcotiques et stupéfiants, on remédiera à ces effets en faisant prendre du café pur.

267. — Le café pur, accélérant la circulation du sang, ne saurait être, ainsi que beaucoup de personnes le croient, une cause d'apoplexie; loin de favoriser les congestions sanguines vers la tête, il les dissipe au contraire; on en a une preuve évidente dans le soulagement qui suit l'usage du café pendant un mal de tête provenant d'une légère congestion sanguine vers le cerveau.

268. — Le *chocolat* se prépare à l'eau ou au lait; le chocolat à l'eau est plus facilement digéré que celui qui est préparé au lait.

269. — Le chocolat dit de *santé*, et qui ne contient ni vanille ni cannelle, constitue un aliment très doux et assez nourrissant. Mais, dans la plupart des cas, il est digéré difficilement, parce qu'il ne stimule point assez l'estomac (52).

270. — Le chocolat le plus nourrissant et le plus digeste, celui qui ranime le mieux les forces épuisées, est celui qui contient une partie de vanille pour cent parties de chocolat sec.

271. — Le chocolat de bonne qualité et bien préparé, soit à l'eau, soit au lait, convient beaucoup aux femmes, aux enfants et aux personnes épuisées par une diète prolongée.

272. — C'est une grave erreur de croire que le

chocolat au lait doive donner une solution épaisse et consistante. Cet aliment n'est épais et consistant que lorsqu'on y a mélangé frauduleusement une certaine quantité de farine ou de fécule.

LIVRE III.

DES CHOSES QUI SERVENT A VÊTIR L'HOMME.

(*Applicata.*)

§ 1. Matière du vêtement.

1. — Le nom de *Vêtement* a été donné à tous les objets appliqués sur le corps de l'homme, soit pour le préserver des influences atmosphériques, soit pour le prémunir contre les chocs et les froissements des agents extérieurs, et contre les piqûres et les morsures des animaux.

2. — Les vêtements élèvent une barrière entre la température atmosphérique et la température propre du corps ; cette barrière agit, soit en retenant à la surface du corps une certaine quantité du calorique qu'il

produit, soit en défendant la peau contre le froid ou le chaud extérieurs.

3. — Les substances qui constituent la matière des vêtements sont tirées du *règne animal* ou du *règne végétal*.

4. — Le règne *animal* fournit aux vêtements de l'homme la *laine*, la *soie*, les *poils*, les *crins*, les *plumes* et la *peau* de divers animaux. Le règne *végétal* fournit le *lin*, le *chanvre*, le *coton*, certaines espèces de *pailles*, de *feuilles d'arbres* et de *joncs*.

5. — Les propriétés des vêtements varient suivant que les matières qui les constituent sont plus ou moins *conductrices du calorique*.

6. — Un corps ou un tissu quelconque sont *bons conducteurs du calorique*, quand ils absorbent facilement le calorique et qu'ils le laissent échapper aussi facilement. Le fer, la toile de chanvre ou de lin sont bons conducteurs du calorique.

7. — Un corps ou un tissu sont *mauvais conducteurs du calorique*, lorsqu'ils n'absorbent que difficilement le calorique, et qu'aussi ils le retiennent longtemps et le laissent difficilement échapper. Le bois, les étoffes de laine sont de mauvais conducteurs du calorique.

8. — Les vêtements les plus chauds sont ceux qui sont les plus *mauvais conducteurs du calorique ;* en effet, non-seulement ils ne laissent pas échapper le

calorique dégagé à la surface de notre corps, mais encore c'est à peine s'ils en absorbent une faible partie.

9. — Les vêtements dont le tissu est ***mauvais conducteur du calorique*** doivent être adoptés de préférence dans les climats froids et pendant l'hiver. Dans les climats très chauds, ces mêmes tissus conviennent aussi, lorsque la température atmosphérique est supérieure à celle du corps humain ; dans ces cas, ils empêchent les deux températures de se mettre en équilibre.

10. — Les tissus ***bons conducteurs du calorique***, tels que les étoffes de chanvre et de lin, fournissent, dans les régions tempérées et pendant l'été, les vêtements les plus frais, parce que, dans ces régions, la température de notre corps étant presque toujours supérieure à celle de l'atmosphère, ces tissus permettent au calorique du corps de s'équilibrer avec l'air extérieur.

11. — La manière dont sont tissées les étoffes contribuent à les rendre plus ou moins perméables au calorique. Ainsi, un tissu dont la trame est lâche et poreuse retient mieux le calorique du corps que les tissus serrés.

12. — Les vêtements sont plus ou moins froids, selon qu'ils absorbent et laissent évaporer plus ou moins rapidement l'humidité atmosphérique ou la sueur du corps. La toile, qui absorbe facilement et laisse évaporer rapidement l'humidité, est plus froide

que la laine, qui s'humecte difficilement et ne laisse évaporer l'humidité que lentement.

13. — Les étoffes de soie conduisent mal le calorique ; elles constituent donc des vêtements chauds.

14. — Les fourrures, étant plus chaudes que les étoffes de laine, sont utiles lorsqu'il faut garantir le corps contre un grand froid.

15. — Les vêtements faits avec des étoffes imperméables, telles que celles enduites de caoutchouc, sont d'un emploi dangereux, en ce qu'en s'opposant à l'évaporation insensible de la transpiration, ils la concentrent à la surface de la peau, ce qui détermine souvent, lorsqu'on enlève ces vêtements, un brusque refroidissement, toujours préjudiciable à la santé.

16. — En Allemagne et dans le nord de la France, on est dans l'habitude d'azurer le linge avec du *bleu de Cobalt;* cette substance contenant de l'arsenic, il est préférable d'employer, pour azurer le linge de corps, du *bleu d'indigo*. Le bleu de Cobalt contient toujours une certaine proportion d'arsenic, qui pourrait être absorbé par la peau en moiteur et occasionner des accidents.

§ 2. Vêtements relatifs à la tête.

17. — Les parties du vêtement qui servent à protéger la tête contre les influences extérieures sont, pen-

dant le jour, les *chapeaux* et coiffures diverses; pendant la nuit, les *bonnets* de toile ou de coton et les mouchoirs de soie ou de coton.

18. — En Europe et dans une grande partie de l'Amérique, les chapeaux de feutre de diverses formes sont usités. En Asie et en Afrique, on se sert de turbans ou de bonnets d'espèces diverses.

19. — On ne doit jamais porter de coiffures entièrement imperméables à l'air; les coiffures de cette espèce pouvant déterminer des congestions sanguines vers le cerveau.

20. — Une précaution indispensable à prendre, surtout lorsque la coiffure n'est point facilement perméable à l'air, c'est de soulever de temps à autre, et à intervalles assez rapprochés, son chapeau, de manière à permettre à l'air qui y est emprisonné de se renouveler. On évitera ainsi les maux de tête et les congestions.

21. — On doit éviter avec soin que les coiffures ne soient trop lourdes, et qu'elles ne compriment trop fortement la tête, ce qui donnerait lieu à des maux de tête, et pourrait aussi déterminer des douleurs musculaires dans le cou.

22. — La meilleure espèce de chapeau pour la saison d'été est le chapeau dit *Gibus*, qui est formé d'une carcasse métallique légère, recouverte d'un tissu de laine perméable à l'air.

23. — Pendant l'hiver, un chapeau en feutre léger est la meilleure coiffure.

24. — Les coiffures des femmes sont, en général, des chapeaux de soie ou de paille, ou des bonnets de diverses formes ; en Espagne et en Italie, la mantille en dentelles ou en étoffe de soie légère remplace avantageusement le chapeau, et préserve le cou en même temps que la tête des influences atmosphériques extérieures.

25. — Pendant l'hiver, les femmes agiront prudemment en ajoutant à leur chapeau un voile de dentelle ou de gaze qui, en retombant devant la figure, préservera de l'action du froid les organes de la respiration.

26. — On doit habituer les enfants, dans l'intérêt de leur santé et de la conservation de leur chevelure, à coucher toujours tête nue. Cette habitude leur évitera des rhumes et des refroidissements dont les suites peuvent être funestes.

§ 3. Vêtements relatifs au tronc.

27. — Les *cravates*, généralement adoptées en Europe depuis environ deux cents ans, ont plus d'inconvénients qu'elles ne présentent d'avantages ; elles compriment souvent les vaisseaux sanguins du cou, et peuvent ainsi devenir la cause de congestions et d'apoplexies. Elles entretiennent en outre le cou dans

un état de moiteur qui devient dangereux lorsqu'il y a refroidissement subit.

28. — On doit soigneusement éviter de porter des cravates trop dures ou trop chaudes ; il faut, en outre, ne jamais comprimer le cou avec cette partie du vêtement, et s'en débarrasser tout à fait pendant les travaux de cabinet et pendant le sommeil.

29. — Il faut, dans l'intérêt de la santé des jeunes garçons, ne les habituer à la cravate que le plus tard possible ; il en est pour eux de ce vêtement comme de tous les liens qui circonscrivent une partie quelconque du corps ; il empêche la circulation de se faire convenablement, et peut devenir, à la longue, la cause de bien des maladies.

30. — Les personnes qui ont l'habitude de porter sur la peau des *gilets de flanelle* ou de *laine tricotée* doivent en changer souvent ; ces vêtements pouvant devenir pour la peau une cause d'irritation, par suite de la transpiration qu'ils absorbent et retiennent dans leur tissu.

31. — La laine portée sur la peau a le grave inconvénient d'irriter l'épiderme et de trop concentrer la chaleur du corps. Elle convient aux personnes âgées ou à celles qui ont lieu de redouter le refroidissement de la peau. On doit éviter de faire porter aux enfants et aux jeunes gens de la laine sur la peau ; il faut, au contraire, les habituer graduellement à supporter le froid et les variations atmosphériques.

32. — Autant la laine portée sur la peau présente d'inconvénients pour les enfants et les jeunes gens bien constitués, autant elle est utile aux enfants à tempérament lymphatique, chez lesquels la chaleur du corps n'a pas l'énergie suffisante.

33. — Lorsqu'on a contracté l'habitude de porter de la laine sur la peau, il est souvent dangereux d'y renoncer; toutefois, on parvient à faire perdre au corps cette habitude, en remplaçant les chemises de laine par des chemises de mousseline claire portées sous la chemise ordinaire (53).

34. — Quand on porte momentanément un gilet de laine pendant la durée d'un rhume ou d'une affection rhumatismale, on peut sans inconvénient supprimer ce vêtement lorsque la maladie a cessé.

35. — Les *chemises* doivent être taillées de manière à ce que le col soit suffisamment large, et à ce que les épaulières ne soient point placées trop en avant; ces deux conditions sont essentielles pour que le cou ne soit point comprimé pendant les divers mouvements du corps, ce qui entraînerait de graves inconvénients.

36. — Les chemises de *toile* sont moins convenables à la santé que les chemises de *coton*, parce que cette dernière étoffe s'imbibe plus difficilement de la sueur du corps, et parce qu'elle la laisse évaporer moins rapidement que la toile.

37. — On doit, en général, préférer le coton à la

toile pour les chemises, à moins, toutefois, qu'on ne soit atteint de dartres ou de maladies de la peau ; dans ce cas, la toile convient mieux que le coton, dont le duvet tend à irriter l'épiderme.

38. — Les *gilets* varient de forme selon la mode ; lorsque, après avoir porté pendant quelque temps des gilets boutonnés droit jusqu'au sommet de la poitrine, la mode oblige à prendre des gilets largement ouverts, il faut avoir la précaution de se garnir la poitrine en dessous de la chemise ; on se garantira ainsi des rhumes et des fluxions de poitrine.

39. — Il faut éviter que les gilets ne compriment trop fortement le bas de la poitrine et l'estomac, ainsi que le tour des bras, sous les aisselles. Dans le premier cas, il en résulterait de la gêne pour la respiration et pour la digestion.

40. — Les *habits* et les *redingotes* sont des vêtements généralement usités en Europe et en Amérique. On doit éviter avec soin que ces vêtements n'exercent, soit autour du cou, soit sous les bras, soit aux poignets, soit autour de la taille, une compression qui est souvent gênante et toujours accompagnée de dangers.

41. — Il est une précaution que doivent prendre les personnes qui transpirent facilement, et dont les doublures des habits ou des redingotes se trouvent par conséquent fréquemment imbibées de sueur, c'est de faire changer de temps à autre ces doublures. La propreté du corps et, par suite, la santé, ne peuvent qu'y gagner.

42. — Les *manteaux* de diverses formes sont indispensables pendant l'hiver dans les climats froids ; mais ils ont l'inconvénient de gêner les mouvements des bras ; ce qui présente du danger lors des chutes que l'on peut faire dans les temps de verglas et de neige. On doit donc porter de préférence par dessus l'habit ou la redingote un vêtement ample et à manches.

43. — Les habitants des pays chauds, tels que l'Afrique et l'Asie, dans lesquels la température atmosphérique dépasse souvent de beaucoup, pendant l'été celle du corps, portent avec avantage d'amples manteaux en tissus de laine, qui ne laissent point pénétrer le calorique extérieur, et qui, par leur ondulement incessant, rafraîchissent la surface du corps.

44. — Les *blouses* sont ordinairement faites en tissu de lin ou de coton ; cette sorte de vêtement n'est guère employée que par les habitants de la campagne et par les chasseurs ; il offre l'avantage de couvrir suffisamment le tronc et les bras et de ne gêner en rien les mouvements.

45. — La *veste* est un vêtement qui, pour les classes inférieures de la société et pour les habitants de la campagne, remplace l'habit ou la redingote. On doit avoir soin que la veste ne comprime ni le tronc ni les bras.

46. — Les femmes ont l'habitude, depuis un certain nombre d'années, de porter, pendant l'hiver, autour du cou, une sorte de fourrure appelée *boa* ; cette

ourrure occasionnant une moiteur presque continuelle de la peau du cou, et rendant par conséquent cette partie très impressionable au froid, il est prudent de placer le *boa* avant de sortir de sa chambre, et de ne l'ôter que lorsqu'on est arrivé dans un endroit chaud.

47. — L'usage et la mode prescrivant impérieusement aux femmes le *corset*, elles devront appliquer tous leurs soins à ce que ce vêtement produise les moins mauvais effets qu'il sera possible (54).

48. — Les jeunes filles au-dessous de l'âge de 15 ans ne doivent jamais porter de corset ; passé cet âge, le corset devra être formé d'étoffe souple et de tissus élastiques qui maintiennent sans comprimer. On devra rejeter comme funestes à la santé les *buscs* et les *baleines*.

49. — La ceinture des *jupons* doit être appliquée autour du corset sans le comprimer, ce qui ajouterait aux inconvénients que présente cette dernière partie du vêtement. Mieux vaudrait faire supporter ses jupons par des bretelles.

50. — Les *corsages des robes* doivent être faits de manière à ne comprimer ni la taille, ni le tour des bras sous les aisselles, ni les poignets. Il faut éviter avec soin que la ceinture de la robe n'ajoute à la constriction déjà produite par le corset.

51. — Si la mode oblige à porter dans les soirées ou au spectacle des corsages décolletés, il est de la dernière

imprudence de sortir de ces lieux sans s'être recouvert le cou et la poitrine avec un manteau.

52. — Il est imprudent de porter des manches courtes lorsqu'on est dans l'habitude d'avoir les bras couverts jusqu'aux poignets. Quand la mode ou les convenances obligent à se découvrir ainsi les bras, il faut avoir le plus grand soin de les recouvrir, au moyen d'un manteau ou de fausses manches, avant de sortir des appartements ou des salles de spectacle, afin d'éviter les refroidissements subits, causes de fluxions de poitrine.

§ 4. Vêtements relatifs aux membres.

53. — Les *gants* sont généralement en usage chez tous les peuples civilisés ; dans les climats froids, ils préviennent les gerçures des doigts et les engelures des mains. Dans les pays chauds, ils empêchent le desséchement de l'épiderme.

54. — En Belgique et en Allemagne, les gens du peuple remplacent avec avantage, pendant l'hiver, les gants par des *mitaines*, sorte de gants sans doigtiers, qui laissent le bout des doigts libres, et qui permettent ainsi de se livrer à toutes sortes de travaux, sans crainte de se refroidir les mains.

55. — Les mitaines conviennent surtout aux femmes et aux jeunes enfants, qui sont sujets aux engelures occasionnées par le passage subit de la température

douce de la chambre à celle souvent très froide de l'air extérieur.

56. — Les *manchons* ont un double but d'utilité ; tout en protégeant les mains et une partie des bras contre l'air froid, ils abritent encore la partie inférieure de la poitrine et l'estomac.

57. — Les *caleçons* sont indispensables aux hommes en été aussi bien qu'en hiver ; ils abritent le ventre et les membres inférieurs contre le froid, et servent en outre à empêcher la poussière de se fixer sur la peau des membres.

58. — Les caleçons s'ajustent ordinairement au bas des jambes au moyen de cordons, qui ont l'inconvénient de gêner la circulation du sang. On fera bien de remplacer ces cordons par des dessous de pied.

59. — Les caleçons conviennent aussi aux femmes, sous le double point de vue de la décence et de l'hygiène ; un caleçon bien fait ne gène nullement la liberté des mouvements, et il entretient en outre une douce chaleur, toujours favorable à la santé.

60. — Les *pantalons* ont remplacé avec avantage les culottes que l'on portait anciennement. Ils ont sur ces dernières l'avantage de n'exercer aucune constriction autour des jarrets, et quand ils sont convenablement supportés par des bretelles élastiques, ils n'exercent qu'une compression médiocre autour des reins.

61. — Il faut soigneusement éviter que la ceinture du pantalon ne comprime trop fortement le ventre. Ce vêtement doit être fait de manière à ne jamais monter assez haut pour exercer sur l'estomac une compression qui, surtout après les repas, présenterait de graves inconvénients pour la santé.

62. — La patte de ceinture du pantalon doit être placée de manière à prendre son point d'appui sur les os des hanches et jamais au-dessus de ces os.

63. — Les *bas* doivent être de coton ou de fil pour l'été ; de coton et quelquefois de laine pour l'hiver. Mieux vaut, cependant, s'habituer à ne jamais porter de bas de laine, qui absorbent la sueur sans la laisser s'évaporer, et qui ont l'inconvénient d'exciter souvent trop fortement la peau des pieds et de favoriser la production des engelures.

64. — Les bas de laine ont encore l'inconvénient de rendre la peau des pieds trop impressionnable à l'action de l'air extérieur, et de causer ainsi, lorsqu'on les quitte, un refroidissement qui peut donner naissance à des maladies des intestins ou des poumons.

65. — Lorsqu'on a habituellement froid aux pieds, il vaut mieux porter des bas de coton très fins sur la peau, et mettre, par dessus ceux-ci, des bas de laine. On évitera, de cette manière, les inconvénients attachés à l'action directe de la laine sur la peau, et l'on entretiendra autour des pieds une douce chaleur.

66. — Il faut éviter avec soin que les *jarretières* ne

compriment fortement le haut de la jambe, ce qui nuirait à la circulation et suffirait à produire des varices aux jambes et le refroidissement habituel des extrémités inférieures.

67. — La meilleure manière, pour les femmes, de retenir leurs bas, est de les rattacher soit au corset, soit à tout autre partie fixe du vêtement supérieur, au moyen de cordons que l'on noue à volonté.

68. — Les *souliers* doivent être faits en cuir souple et imperméable à l'humidité; une sage précaution consiste à faire placer à demeure entre deux semelles minces en cuir, une semelle en liége fin.

69. — Il faut avoir soin que les chaussures, quelles qu'elles soient, ne compriment pas trop fortement les doigts de pied; cette compression occasionnant à la longue des cors ou des durillons ; une chaussure trop large présente le même inconvénient, en ce que le pied, glissant à chaque pas contre les parois de la chaussure, il en résulte des froissements toujours douloureux, et qui finissent par produire des cors ou des durillons.

70. — Les souliers fortement découverts ne devront jamais comprimer circulairement le pied par leur bord ; cette compression occasionnerait des douleurs musculaires qui rendraient la marche peu sûre.

71. — Il faut éviter avec soin de porter des chaussures à talons trop élevés, qui nuiraient à la solidité du pied, et qui, en outre, faciliteraient la production

des entorses en permettant au pied de porter à faux sur le sol.

72. — Les *bottes* ne doivent jamais comprimer trop fortement le coude-pied ; cette compression occasionnerait une gêne dans la circulation, et déterminerait un gonflement douloureux du pied.

73. — La meilleure chaussure, tant pour les hommes que pour les femmes, est le *brodequin* ou la *bottine* ; cette sorte de chaussure, quand elle est bien faite et en étoffe un peu élastique, maintient parfaitement le pied, et surtout l'articulation de la jambe.

74. — Les *guêtres* en tissus élastiques, de laine ou de fil, portées avec des souliers bien faits, constituent une excellente chaussure, qui offre tous les avantages des bottines. On doit éviter de porter des guêtres en cuir, qui, à la longue, forment sur le coude-pied des plis durs et incommodes, causes de durillons ou d'écorchures.

75. — Les habitants des campagnes ont l'habitude de porter des *sabots* en bois ; cette espèce de chaussure convient parfaitement aux personnes qui, devant peu marcher, sont exposées à un froid vif ; mais il faut avoir soin de revêtir le pied de chaussons en laine épaisse, pour éviter les froissements douloureux du membre contre le bois.

76. — Pendant l'hiver, il est prudent de porter des *socques* en bois ou en cuir par-dessus la chaussure ; on évitera ainsi le refroidissement des pieds.

77. — Les *spardilles* en usage chez les habitants des pays de montagnes, surtout en Espagne et en Italie, sont commodes pour gravir les pentes escarpées, mais elles ont l'inconvénient de mal protéger le pied contre les agents extérieurs.

§ 5. — Vêtements en usage pendant la nuit.

78. — Il convient, dans l'intérêt de la santé, de changer de chemise matin et soir ; afin que la chemise qui a servi, soit pendant le jour, soit pendant la nuit, puisse s'aérer et se sécher.

79. — Les *chemises de nuit* des hommes doivent être plus longues que celles qu'ils portent pendant le jour, afin que les membres inférieurs soient en partie enveloppés.

80. — Les chemises de nuit des femmes seront faites, quant à leur partie supérieure, d'après le modèle adopté pour les chemises d'hommes ; de cette manière, les épaules et la poitrine seront couvertes et aucun refroidissement ne sera à craindre ; elles auront aussi des manches longues boutonnant aux poignets.

81. — Les chemises de nuit peuvent être en toile pour l'été, en tissu de coton pour l'hiver. On aura soin que le col, les épaulières et les poignets de ces chemises soient très larges. Il serait fort imprudent d'avoir le cou comprimé pendant le sommeil.

82. — Outre la chemise, les femmes portent habituellement pendant la nuit une camisole et même un mouchoir de cou. En donnant à la partie supérieure de leurs chemises de nuit la même forme qu'ont les chemises d'hommes, les femmes pourront éviter de s'affubler de ces camisoles et de ces mouchoirs de cou, qui surchargent mal à propos le corps, et développent une chaleur souvent incommode et qui peut devenir la source de mille inconvénients.

83. — Les *coiffures* généralement en usage pendant la nuit, sont, pour les deux sexes, des bonnets d'étoffes et de formes diverses, ou bien des mouchoirs de soie ou de coton. Ces coiffures doivent n'être ni trop chaudes, ni trop serrées, et le mieux est de s'en abstenir quand on a une forte chevelure, ou tout au moins de ne se recouvrir la tête que d'un simple filet à larges mailles. Les personnes âgées ou sanguines éviteront ainsi les congestions sanguines vers la tête.

84. — Les personnes qui ont la tête dégarnie de cheveux, et qui portent habituellement des *perruques* ou des *toupets*, feront bien de ne jamais conserver ces chevelures artificielles pendant la nuit.

85. — Certaines personnes ont l'habitude de se revêtir, pour la nuit, de caleçons et de chaussettes en tricot de coton ou de laine. Cette habitude est mauvaise en ce qu'elle empêche la libre circulation du sang, et en ce qu'elle accumule autour du corps une chaleur excitante qui empêche le sommeil.

§ 6. Des vêtements relatifs aux enfants.

86. — On doit éviter avec soin de comprimer le corps des jeunes enfants dans un *maillot;* cette habitude, qui existe encore dans certains pays, est on ne peut plus nuisible à leur santé (55).

87. — Les jeunes enfants ne doivent être vêtus que d'une chemise, d'une brassière modérément serrée et de langes qui les enveloppent sans gêner en aucune façon leurs mouvements.

88. — Le berceau des jeunes enfants doit être arrangé de telle sorte qu'ils puissent, sans danger de tomber, s'y rouler à l'aise et prendre en dormant les diverses positions qui leur conviennent.

89. — Pendant le jour, un tapis moelleux, une peau de mouton garnie de son poil, une couverture de laine, ou tout autre tissu élastique et mou, sera étendu sur le plancher et l'on permettra aux enfants de s'y ébattre à l'aise.

90. — On croit généralement que l'entière liberté des mouvements dans le jeune âge contribue à produire des déviations de la taille ou des membres ; il n'en est rien; les muscles pouvant se développer en toute liberté acquièrent, au contraire, de la force et de la souplesse.

91. — Un enfant emmailloté pendant la première

année de son existence ne se développe pas autant qu'un enfant dont tous les mouvements sont libres. De la compression du maillot résulte même quelquefois une faiblesse musculaire qui retarde l'instant où l'enfant peut se tenir debout et marcher.

92. — Lorsque les enfants ont atteint l'âge de deux ans, il faut les vêtir modérément et de façon à ce qu'ils ne soient point continuellement dans un état de moiteur qui les affaiblit à la longue et les rend trop impressionnables à l'action de l'air.

93. — Il faut éviter avec soin que les vêtements des enfants ne compriment, soit le corps, soit les membres ; il faut surtout éviter l'effet pernicieux des jarretières, des ceintures et de la cravate.

94. — Dans l'intérieur des habitations, les enfants doivent toujours avoir la tête découverte, le jour aussi bien que la nuit. Cette habitude permet à la chevelure de se développer, et elle éloigne aussi les congestions sanguines vers la tête, auxquels les enfants sont sujets.

95. — Quand les enfants sortent des habitations et sont exposés au grand air, il faut éviter de leur faire porter des coiffures lourdes et chaudes qui occasionnent une transpiration permanente de la peau de la tête et qui peuvent devenir ainsi la cause de refroidissements subits, toujours fort dangereux à cette époque de la vie.

APPENDICE AU LIVRE III.

DES SOINS DE PROPRETÉ.

96. — Dans l'état de santé, la peau sécrète par toute sa surface un fluide qui a reçu le nom de *transpiration insensible;* toutes les fois que, par une cause quelconque, la peau cesse de sécréter ce fluide, il y a un dérangement dans l'économie animale, et la maladie s'ensuit.

97. — Lorsqu'on laisse la peau se recouvrir de la poussière en suspension dans l'air, ou produite par le frottement des vêtements, sans la soumettre à de fréquents lavages par l'eau, la poussière forme, avec la transpiration, une espèce d'enduit qui recouvre la peau et qui l'empêche d'accomplir sa sécrétion.

98. — Le besoin de débarrasser la peau des divers corps étrangers qui peuvent l'enduire et la salir, a fait naître l'idée des *bains* et des *lotions* d'eau pure ou additionnée de divers corps odorants et possédant des propriétés excitantes ou rafraîchissantes.

99. — On donne le nom de *bain* à l'immersion plus ou moins prolongée du corps dans de l'eau à divers degrés de température. Ces degrés varient en raison de la saison, mais les bains de propreté ne doivent

jamais produire sur la peau qu'une impression agréable.

100. — Il faut éviter avec le plus grand soin d'entrer dans le bain avant que la digestion ne soit complète. Beaucoup de morts subites ne reconnaissent pas d'autre cause que l'immersion du corps dans l'eau pendant le travail de l'estomac.

101. — On doit aussi éviter de se plonger dans l'eau froide aussitôt après une course rapide et lorsque la peau est recouverte de sueur. Il s'ensuivrait presque infailliblement des maladies des organes pulmonaires ou des intestins.

102. — Le tempérament ou la constitution individuelle faisant varier le mode de sensibilité, il s'ensuit que le meilleur thermomètre, lorsqu'il s'agit du bain chaud, est la *sensation* que chacun éprouve.

103. — Les *bains frais* (de mer ou de rivière) ne peuvent être supportés par les personnes délicates que lorsque les chaleurs de l'été ont duré assez de temps pour élever la température de l'eau de 15 à 20 degrés du thermomètre centigrade.

104. — Les personnes qui savent nager et qui, par conséquent, exécutent dans le bain frais une série non interrompue de mouvements, peuvent y rester plus longtemps que celles qui, ne sachant pas nager, sont réduites à une presque immobilité.

106. — La prudence veut que l'on sorte du bain frais aussitôt que le frisson commence. En y restant,

ı courrait risque d'éprouver dans les membres des 'ampes qui, si on se trouvait dans un endroit pro- ınd pourraient être cause de la mort, en portant ob- acle aux mouvements nécessaires à la natation (57).

105. — La meilleure manière d'entrer dans le bain 'ais est de se plonger subitement dans l'eau; en agis- ınt ainsi, on détermine une réaction tonique et ex- itante toujours salutaire; tandis que si on entre dans eau froide peu à peu, au lieu d'une réaction tonique, s'ensuit une action sédative et débilitante souvent ıneste.

107. — Il faut, dès qu'on est sorti du bain frais, 'essuyer promptement et complètement, puis se vê- ir, et faire, à l'abri du soleil, une promenade d'une lemi-heure environ.

108. — Les bains frais sont nécessaires non-seule- nent sous le rapport de la propreté, mais encore parce u'ils stimulent et tonifient la peau; et que par consé- uent ils l'empêchent de sécréter, pendant les chaleurs le l'été, une aussi abondante transpiration qui affai- ılirait l'organisme.

109. — Les bains frais sont utiles aux personnes eunes et vigoureuses; les vieillards, les individus ıffaiblis par une longue maladie, et les jeunes gens les deux sexes doués d'un tempérament mou et lym- phatique, peuvent prendre des bains frais et en retirer même de bons effets, à la condition de n'entrer dans l'eau que lorsqu'elle est suffisamment échauffée par le soleil, et de n'y rester que peu de temps.

110. — Les bains frais sont nuisibles aux personnes très sanguines et disposées à l'apoplexie, aux maladies de poitrine, à la goutte et aux rhumatismes.

111. — Une précaution indispensable pour éviter les congestions sanguines vers la tête, c'est, avant d'entrer dans le bain, chaud ou frais, de se bassiner le front et les tempes avec de l'eau froide.

112. — Le *bain tiède* (de 25 à 28 degrés du thermomètre centigrade) est celui qui convient le mieux pour nettoyer la peau. Il convient encore lorsque le corps est fatigué par un exercice quelconque.

113. — Il faut éviter de prendre des bains trop chauds, d'y rester trop longtemps (plus d'une heure) et d'en prendre pendant plusieurs jours de suite. Il en résulterait un effet débilitant.

114.— Le bain tiède convient surtout aux vieillards, aux enfants, aux femmes et aux individus à tempérament nerveux et irritable.

115. — On doit éviter avec soin de s'exposer à l'air froid et humide au sortir d'un bain tiède, surtout en hiver. Il faut, quand on peut le faire, se mettre au lit immédiatement après le bain et y passer au moins deux heures.

116. — Pour entretenir la propreté du corps et la souplesse de la peau, un bain par semaine suffit généralement.

117. — Les lotions d'eau pure, à la température or-

dinaire, sont un des meilleurs moyens pour entretenir la peau du visage, du cou et des mains dans un état satisfaisant de propreté.

118. — On peut ajouter à l'eau, soit un peu d'eau de Cologne, soit un peu de savon fin ; mais il faut être sobre de l'emploi de ces moyens qui, quelquefois, irritent la peau, et produisent des gerçures, surtout aux mains.

119. — Pendant l'hiver, et principalement quand il gèle, on peut employer, pour les lotions de propreté, de l'eau tempérée ; mais il faut se garder de se servir d'eau chaude, qui amollirait la peau et la rendrait trop impressionnable au froid extérieur.

120. — Quelques personnes ont la louable habitude de se lotionner la peau de tout le corps, chaque matin, au moyen d'une éponge mouillée d'eau froide, et de se sécher ensuite au moyen d'une serviette passée rapidement sur le corps; cette coutume convient surtout aux individus délicats et dont la peau fonctionne mal, ainsi qu'à ceux dont la circulation du sang ne s'opère pas convenablement.

121 — On doit éviter en général de se servir des essences, eaux de senteur, vinaigres aromatiques et autres préparations vantées par les parfumeurs. Ces diverses substances ont l'inconvénient de flétrir et de rider la peau des personnes qui en font un continuel usage.

122. — Les règles de la bienséance et de la pro-

preté exigent qu'on se lave le visage au moins une fois par jour, le matin; les mains doivent être lavées une ou plusieurs fois par jour. Quant aux pieds, on doit les laver à l'eau tiède au moins une fois par semaine.

123. — Les personnes qui n'ont pas soin de nettoyer souvent la peau de leur visage et de leurs mains, courent risque de voir ces parties se couvrir de dartres engendrées par la malpropreté.

124. — Les ouvriers qui travaillent les métaux et les couleurs métalliques doivent, s'ils veulent conserver leur santé, se laver tous les soirs, avant de se coucher, les diverses parties du corps dont la peau a été à découvert pendant leur travail; sans cette précaution, et en raison de la moiteur produite par la chaleur du lit, il pourrait y avoir absorption des parcelles métalliques fixées sur la peau, ce qui occasionnerait à la longue de graves maladies.

125. — Si l'on veut qu'un enfant devienne robuste et peu impressionnable aux variations atmosphériques, il faut, dès son jeune âge, lui laver tous les jours toute la surface du corps avec de l'eau tiède, et *l'amener par degrés* à supporter l'eau froide.

126. — Les enfants que l'on habitue à être lavés à l'eau froide chaque jour, ne doivent jamais porter de fourrures ni de vêtements très chauds, qui, en maintenant la peau en moiteur, contrebalanceraient d'une manière fâcheuse les bons effets des lotions.

127. — Les dents servant à broyer les aliments,

et contribuant ainsi à une bonne et facile digestion, on aura soin de les entretenir en bon état, en les nettoyant tous les jours avec une brosse douce trempée dans de l'eau pure, que l'on peut remplacer une fois ou deux par semaine par une décoction de quinquina, afin de tonifier les gencives.

128. — Si l'on veut conserver ses dents en bon état, il ne faut jamais employer ni poudres ni opiats dentifrices. Le mélange de poudre de charbon et de quinquina si vanté ne vaut pas mieux ; le charbon remplit les petits interstices qui se trouvent dans l'épaisseur de l'émail, et il fait paraître les dents noires; le quina, bien qu'en poudre très fine, pénètre entre la gencive et la dent, se gonfle par l'humidité et finit par déchausser les dents.

129. — Lorsque les dents se recouvrent de tartre, il vaut mieux avoir recours à la main exercée d'un dentiste, que d'essayer de les nettoyer soi-même ; on courrait risque d'enlever l'émail en même temps que le tartre.

130. — Outre les lotions du matin, on se rincera encore la bouche après chaque repas, afin d'enlever les débris de nourriture qui, restant entre les dents, deviendraient en se décomposant une cause de mauvaise odeur, et qui en outre irriteraient les gencives.

131. — Les ongles des mains doivent être coupés en demi-cercle lorsqu'ils ont acquis une longueur incommode ; et l'on doit avoir soin de les brosser chaque matin en se lavant les mains.

132. — Il faut couper les ongles des orteils chaque fois qu'on se lave les pieds ; ces ongles doivent être coupés carrément et pas trop courts ; si on les coupait en rond on s'exposerait à l'infirmité désignée sous le nom d'*ongle incarné*, dont on ne peut se débarrasser que par une opération chirurgicale très douloureuse.

133. — Le soin de la chevelure est essentiel à la santé ; on doit donc s'appliquer à conserver la peau de la tête et les cheveux dans le plus grand état de propreté possible; il faut aussi, au moyen de pommade récemment préparée, empêcher les cheveux de se dessécher.

134. — Les hommes doivent porter les cheveux modérément longs; ils doivent ne faire retrancher de leur chevelure que ce qui est nécessaire pour qu'elle ne soit point incommode. Les cheveux coupés très courts, surtout après les avoir portés longs pendant un certain temps, auraient l'inconvénient, surtout en hiver, d'exposer la tête à des refroidissements dangereux.

135. — Les femmes, qui habituellement portent les cheveux longs, doivent entretenir leur cuir chevelu ainsi que leurs cheveux dans un grand état de propreté ; elles doivent aussi ne pas se couvrir trop fortement la tête, pendant la nuit surtout, afin d'éviter un excès de transpiration qui occasionnerait la chute des cheveux.

136. — La meilleure manière de se nettoyer la tête,

consiste à faire usage d'un peigne fin très doux, en écaille ou en ivoire, que l'on graissera de temps à autre au moyen d'un peu d'huile fine.

137. — Il arrive quelquefois que les cheveux des jeunes enfants se garnissent d'insectes parasites qui produisent de cruelles démangeaisons, et qui, en surexcitant la peau de la tête, peuvent occasionner des congestions sanguines toujours à redouter. Il faut dans ce cas, débarrasser la chevelure de ces hôtes incommodes en se servant d'un peu de pommade mercurielle; il faut surtout bien se garder d'employer des préparations vendues par des charlatans, et qui pourraient déterminer des accidents graves.

138. — Les personnes dont la peau de la tête ainsi que les cheveux fournissent une abondante sécrétion huileuse, se trouveront bien de se nettoyer de temps en temps la chevelure et le cuir chevelu au moyen d'un jaune d'œuf mélangé à un peu d'eau tiède.

139. — Quoi qu'en disent les charlatans, il n'existe aucune substance qui ait la vertu de faire repousser les cheveux, et l'emploi des préparations de diverses natures qui sont vendues comme possédant cette propriété, peut avoir dans certains cas les plus funestes conséquences.

140. — Les préparations dont on se sert pour teindre les cheveux, ayant pour base des sels métalliques, il est prudent de ne jamais s'en servir; leur usage réitéré exposerait à des coliques et à des paralysies.

141. — L'on doit s'abstenir des divers cosmétiques inventés pour colorer la peau du visage ; ces cosmétiques pourraient donner lieu à des accidents s'ils étaient absorbés par la peau ; et dans tous les cas leur usage prolongé contribue à flétrir la peau. Le meilleur fard est celui qui résulte d'une bonne santé.

142. — Les personnes qui se rasent le visage doivent avoir le soin de bien amollir la barbe au moyen de mousse de savon. Il est essentiel que le savon soit très peu alcalin, et que le rasoir coupe très bien ; en négligeant ces précautions on s'expose à voir se développer sur la figure des petites dartres qui ne se guérissent que très difficilement.

143. — Lorsqu'on a porté toute sa barbe pendant un certain temps et qu'on veut la raser, il ne faut le faire que progressivement; si l'on n'habituait pas *successivement* les diverses parties du visage au contact de l'air auquel elles ont été soustraites pendant longtemps, il en pourrait résulter des maux de gorge, des fluxions vers les gencives et d'autres indispositions.

LIVRE IV.

DES CHOSES ÉLIMINÉES DU CORPS.

(*Excreta.*)

§ 1. Des Excrétions.

1. — On donne le nom d'*Excrétions*, aux matières solides ou liquides formées dans l'intérieur de notre corps par certains de nos organes, et destinées à être rejetées au dehors.

2. — Les *Excrétions* qui doivent le plus attirer l'attention sont : 1° la *transpiration sensible* ou *insensible;* 2° l'*exhalation pulmonaire;* 3° l'*excrétion nasale;* 4° l'*excrétion buccale;* 5° l'*excrétion urinaire;* et 6° l'*excrétion alvine*.

3.—L'accomplissement régulier des diverses excrétions est un signe presque certain d'une bonne santé.

4.—On donne le nom de *transpiration insensible* à la sécrétion produite par la peau, et qui, à peine sensible à la vue, contribue à maintenir la souplesse de la peau, tout en éliminant les produits hétérogènes nuisibles ou inutiles à la nutrition du corps.

5. — Si on se livre à un violent exercice, lorsqu'on est sous l'influence d'une alimentation stimulante, et surtout de boissons excitantes ; ou bien encore lorsque la température est très élevée, il y a production de *sueur*, et la *transpiration insensible* augmente dans certaines proportions.

6. — La *transpiration*, qu'elle soit *sensible* ou *insensible*, doit toujours être respectée, et l'on doit s'attacher à ce que les fonctions de la peau ne soient jamais interrompues, surtout d'une manière brusque, car il pourrait en résulter des maladies graves des organes internes essentiels à la vie.

7. — L'*exhalation pulmonaire* est caractérisée par la sortie, à travers le nez et la bouche, à chaque expiration, d'une vapeur chaude et humide, qui se dissout dans l'air. Lorsque, par une cause d'irritation directe sur les poumons, ou par suite des rapports sympathiques qui existent entre la membrane muqueuse des poumons et la peau, l'exhalation pulmonaire cesse de se faire d'une manière normale, il y a production de mucosités épaisses, et des rhumes ou

des fluxions de poitrine viennent souvent mettre la vie en danger.

8. — Les rapports intimes qui existent entre la peau et la membrane muqueuse des poumons, doivent engager à éviter, autant que possible, tout ce qui peut agir d'une manière défavorable, soit sur la peau, en supprimant la transpiration, soit sur les poumons, en les irritant directement.

9. — Dans l'état normal, l'*excrétion nasale* est peu abondante chez les individus à tempérament nerveux ou sanguin. Elle l'est davantage chez les personnes lymphatiques et chez les enfants. Les variations brusques de températures, et surtout le refroidissement des pieds, favorisent la production des rhumes de cerveau; on doit donc éviter, autant que possible, ces causes d'indisposition.

10. — Dans l'état de santé, la *sécrétion de la salive* n'a lieu que dans les limites nécessaires à la digestion ; car la salive est avalée instinctivement au fur et à mesure qu'elle est sécrétée dans la bouche. Toutefois, quelques individus, ceux surtout qui font usage d'aliments très stimulants ou qui mâchent du tabac, ont un excès de salive qu'ils sont obligés de rejeter.

11. — Si l'on ne veut risquer de voir la digestion se faire d'une manière incomplète, il faut éviter tout ce qui peut stimuler les glandes salivaires et ce qui, par conséquent, force à cracher la salive à mesure qu'elle se forme ; car, dans ce cas, il arrive presque toujours

que, non-seulement on évacue le superflu de la salive, mais qu'encore on rejette celle qui est indispensable à l'accomplissement de l'acte de la digestion, et il s'ensuit bientôt de la maigreur et du dépérissement.

12. — Plusieurs personnes s'imaginent que l'abondante salive qu'elles rendent, dans certaines circonstances, lorsque, par exemple, ayant mal aux dents, elles mettent dans leur bouche quelque substance stimulante, telle que la créosote, existe par suite du mal de dents, et qu'il est avantageux de rendre, comme on dit, beaucoup d'*eaux*, qui débarrassent ainsi la poitrine ou la tête. C'est une grave erreur ; une telle augmentation de la salive n'est jamais que la suite d'une stimulation artificielle des glandes salivaires et elle ne contribue en rien à la santé.

13. — La mauvaise odeur que présente la bouche de quelques personnes, le matin, lorsqu'elles se lèvent, tient à ce que ces personnes, dormant la bouche entre ouverte, une partie de la salive secrétée pendant la nuit se trouve décomposée par l'action de l'air, et acquiert l'odeur propre aux matières animales en décomposition putride Lorsqu'on se trouve dans ce cas, ce qu'il y a de mieux à faire est de se rincer la bouche, aussitôt qu'on est réveillé, avec un peu d'eau tiède mélangée d'eau de menthe.

14. — L'*excrétion urinaire* a lieu dans des proportions différentes, suivant l'âge de l'individu et suivant les qualités de boissons qu'il prend et l'état de

l'atmosphère. Les enfants urinent beaucoup plus fréquemment que les adultes, et cela tient à ce que leurs repas sont plus fréquents.

15. — L'urine étant, pour la vessie trop remplie, une cause d'irritation, on doit satisfaire le besoin d'uriner dès qu'il se fait sentir; on doit aussi, à chaque émission, expulser l'urine en totalité. Les personnes qui tardent trop longtemps à satisfaire ce besoin impérieux s'exposent à des paralysies de la vessie, à des rétentions d'urine et à une foule d'autres infirmités dégoûtantes.

16. — L'*excrétion alvine* dépend du tempérament et de la nature des occupations; elle dépend encore de l'espèce et de la quantité de nourriture que l'on prend. Les tempéraments sanguins, bilieux ou nerveux, sont, en général, plus disposés à la constipation que les tempéraments lymphatiques; les hommes de cabinet, les personnes qui travaillent assises sont dans le même cas.

17. — Lorsque l'espèce de nourriture dont on fait usage est en rapport avec le tempérament, les déjections alvines sont faciles; il n'en est pas de même quand une nourriture échauffante vient s'ajouter à un tempérament bilieux ou sanguin.

18. — Les personnes qui mènent une vie active, qui se donnent beaucoup de mouvement, et qui se nourrissent d'une manière convenable, ont des déjections faciles.

19. — Il importe à la santé, plus qu'on ne le croit généralement, de ne pas être habituellement constipé. Cet état amène aussi à sa suite la mauvaise humeur, et crée des rapports difficiles avec ses semblables.

20. — Les femmes qui, en général, mènent une vie plus sédentaire que les hommes, sont aussi plus sujettes qu'eux à la constipation ; pour les femmes des classes élevées, l'habitude de se lever fort tard et un long séjour au lit contribue beaucoup à rendre les déjections difficiles.

21. — Les personnes habituellement constipées doivent éviter de se servir de sièges trop chauds, tels, par exemple, que ces fauteuils fortement rembourrés et qui emboîtent le corps sans laisser circuler en aucune façon l'air autour des reins.

22. — Il faut éviter le plus qu'on le peut de s'habituer aux lavements, et, dans le cas où l'on serait forcé d'en prendre, il faut n'avoir recours qu'aux lavements d'eau froide, qui tonifient le gros intestin, dont la plupart du temps l'inertie est la seule cause de la constipation.

23. — Tous les médicaments si vantés par les charlatans pour remédier à la constipation sont nuisibles à la longue ; et, fort souvent, ils font affluer le sang dans les veines de la partie inferieure du gros intestin et déterminent ainsi l'apparition d'hémorrhoïdes.

24. — Un moyen très simple pour remédier à la constipation, et qui réussit fort souvent lorsqu'on

l'emploie avec persévérance, c'est de se présenter chaque matin, à la même heure, à la garderobe, que l'on ressente ou non le besoin d'évacuer.

25. — Il faut éviter de satisfaire au besoin de la défécation sur des latrines dites à *la turque*, et dont l'ouverture est au niveau du sol. Dans ce cas, les cuisses étant fortement fléchies sur les jambes et le corps sur les cuisses, les efforts exécutés pour l'excrétion des matières exercent une action trop puissante sur le fondement, et il s'ensuit, à la longue, le gonflement des hémorrhoïdes et, dans quelques cas, la chute du fondement.

26. — La meilleure position à prendre pour opérer l'acte de la défécation est la position assise, sur un siège de hauteur convenable ; seulement, dans ce cas, pour éviter les hernies, par suite des efforts de la masse intestinale contre les parois élastiques du ventre, il est prudent de placer l'un de ses bras, le droit surtout, en travers du bas-ventre, en maintenant la main ouverte ou fermée contre l'aine gauche ; par ce moyen, on fournit un point d'appui aux contractions du gros intestin, dont le jeu se trouve ainsi facilité.

LIVRE V.

DES MOUVEMENTS DIVERS EXÉCUTÉS SOUS L'EMPIRE DE LA VOLONTÉ.

(Gesta.)

§ 1. Des Exercices actifs.

1. — Les *exercices actifs* sont ceux qui, sous l'empire de notre volonté, sont exécutés par notre corps, soit qu'il se meuve en totalité, soit qu'il ne se meuve qu'en partie.

2. — L'effet général des exercices actifs est d'autant plus marqué, que plus de parties entrent à la fois et plus activement en mouvement.

3. — Le défaut complet d'exercice et l'exercice immodéré d'un organe quelconque, sont deux extrêmes également nuisibles à la santé.

4. — Les exercices actifs généraux, qui nécessitent une grande énergie musculaire, tels que le *saut*, la *course*, la *danse*, la *chasse*, l'*escrime*, la *lutte* et la *natation*, pratiqués hors le temps de la digestion, excitent les forces digestives ; ces mêmes exercices pratiqués pendant la digestion, troublent cette fonction.

5. — Les exercices actifs généraux augmentent aussi l'énergie des organes pulmonaires et la chaleur animale.

6. — Lorsque les exercices actifs sont exagérés, il en résulte une sensation de fatigue qui va parfois jusqu'à la douleur. Si cette exagération des exercices actifs est continuée pendant quelque temps, il s'ensuit du trouble dans les digestions, l'amaigrissement et une vieillesse prématurée.

7. — Le repos est indispensable à la santé ; il permet au corps de reprendre sans inconvénient les exercices divers auxquels nous sommes assujétis.

8. — Rien n'use plus vite les organes, ne détruit plus facilement la santé, que l'irrégularité dans les actes de la vie.

9. — Le repos des muscles étant prolongé outre mesure, il y a diminution d'activité vitale dans ces muscles, et, par suite, diminution de nutrition et dépérissement.

10. — Le repos modéré des muscles est favorable à l'exercice des fonctions du cerveau ; ces fonctions

diminuant d'énergie en raison directe des exercices musculaires qui sont pratiqués.

11. — Pour bien se porter, et pour entretenir et même augmenter ses forces musculaires, il faut faire alterner régulièrement l'exercice et le repos ; il faut aussi n'augmenter les exercices actifs que d'une manière graduée et presqu'insensible.

12. — Les individus à tempérament bilieux sont ceux qui supportent le mieux, sans inconvénient, un repos prolongé. Le tempérament sanguin réclame impérieusement le mouvement qui favorise la déperdition des sucs nourriciers trop abondants. Quant au tempérament lymphatique, le repos lui est fatal, et il a un besoin incessant d'exercices modérés, qui activent la circulation sanguine.

13. — Toutes les fois qu'un organe est souffrant, la première indication à suivre, est de le priver d'exercice.

14. — De tous les exercices actifs, la *marche*, sur un plan horizontal, est le plus modéré ; c'est aussi le plus naturel et le plus facile, en raison de ce que tous les muscles sont mis en jeu alternativement, et que cette intermittence d'action éloigne nécessairement le moment de la fatigue.

15. — La marche sur un plan incliné, devient un exercice plus ou moins pénible en raison du plus ou moins d'inclinaison du plan. La marche ascendante ne doit être exécutée que très lentement par les per-

sonnes atteintes de maladies du cœur ou de maladies de poitrine.

16. — Une marche lente, sur un plan horizontal, exerce une heureuse influence sur toutes les fonctions. C'est un exercice salutaire surtout après les repas. C'est aussi le premier des exercices qui convienne aux convalescents.

17. — Le *saut* résulte du brusque redressement des membres inférieurs préalablement fléchis ; la conséquence du saut est la complète élévation du corps au-dessus du sol.

18. — Le saut est un exercice violent, qui ne convient qu'aux jeunes gens et aux enfants, mais qui, pour eux, est très salutaire, en ce qu'il contribue au développement de la puissance musculaire.

19. — L'exercice du saut ne doit jamais être permis aux individus prédisposés aux maladies du cœur. Dans aucun cas, on ne doit s'y livrer immédiatement après les repas.

20. — Le saut peut occasionner des accidents graves et même mortels vers le cerveau, la moelle épinière et le foie, lorsqu'on n'a pas la précaution, en retombant, de fléchir les membres inférieurs à l'instant où la pointe des pieds touche le sol.

21. — La *course* est un exercice actif, qui tient de la *marche* et du *saut;* cet exercice, qui met tout le corps en mouvement d'une manière plus ou moins

brusque et rapide, ne convient qu'aux jeunes gens des deux sexes, dont il sert à fortifier le sytème musculaire et pulmonaire.

22. — Pour retirer de la *course* tout le profit qu'on est en droit d'en attendre pour la santé, il faut que cet exercice soit pris méthodiquement et graduellement, et que, dans aucun cas, il ne dépasse les forces de l'individu qui s'y livre.

23. — Les individus débiles, à poitrine étroite, qui se livrent à la course d'une manière fréquente et continue, risquent de voir se développer des maladies du cœur et des poumons.

24. — La *danse* présente les mêmes avantages et les mêmes inconvénients que la course et le saut.

25. — La danse contribue, non-seulement à développer les forces physiques, mais encore à donner au corps de la flexibilité, de la grâce et de l'agilité.

26. — La danse n'est nuisible qu'autant qu'on en fait excès. Dans ce cas, elle présente les inconvénients résultants de la fatigue des organes musculaires et pulmonaires, et du refroidissement subit qui succède à une abondante transpiration.

27. — Pour retirer de la danse les avantages qu'elle peut procurer, il ne faut point se livrer à cet exercice immédiatement après le repas ; il faut attendre que la digestion soit faite, ne pas danser pendant des nuits entières, et surtout ne pas danser dans des lieux fer-

més et trop peu spacieux, relativement au nombre de danseurs qui s'y trouvent, et où l'air est promptement vicié sans pouvoir se renouveler.

28. — La *chasse* est un exercice qui réunit les mouvements variés de la marche, de la course et du saut; mais comme cet exercice est pour la plupart du temps poussé jusqu'à la fatigue, et qu'il place toujours le chasseur sous l'influence des intempéries atmosphériques, on peut en conclure que la chasse use le corps plutôt qu'elle ne le fortifie, et qu'il n'y a que les hommes robustes qui puissent s'y livrer sans inconvénient.

29. — La chasse convient aux hommes fortement constitués et qui par état sont sédentaires; cet exercice leur est salutaire s'il est pris à intervalles éloignés, en évitant une fatigue excessive et surtout les refroidissements subits lorsque le corps est en sueur.

30. — La chasse au marais, ainsi que la chasse de nuit, présentent tous les inconvénients qui résultent du séjour dans les lieux froids et humides, le corps étant immobile; il faut donc abandonner ces sortes de chasses aux individus qui, par état, sont forcés de s'y livrer.

31. — L'*escrime* est, de tous les exercices, celui qui contribue le mieux au développement des forces physiques. Cet exercice a, sur tous les autres, l'avantage de mettre en jeu alternativement tous les muscles du corps.

52. — L'escrime, lorsqu'on n'en fait point abus, contribue très favorablement à développer le jeu des poumons ; sous ce rapport, cet exercice convient beaucoup aux jeunes gens à poitrine étroite et à système sanguin peu actif.

53. — L'escrime développant la partie droite du corps beaucoup plus que la gauche, il est avantageux d'apprendre à faire des armes alternativement des deux mains ; ce double exercice aura pour résultat d'équilibrer, soit en forces, soit en formes, les membres supérieurs et inférieurs des deux côtés du corps.

54. — Les jeunes gens à tempérament lymphatique et ceux à tempérament sanguin retireront un égal avantage de l'escrime ; cet exercice convient encore aux individus à professions sédentaires, et à ceux qui sont prédisposés à l'obésité.

55. — La *lutte* est un des exercices qui fortifient le plus le corps. Pour retirer de la lutte tous les avantages que cet exercice est susceptible de procurer, il faut que les deux antagonistes soient à peu près de même force.

56. — L'exercice de la lutte, étant employé avec méthode et progressivement, développe très rapidement les formes musculaires, à la condition, toutefois, que l'alimentation soit en rapport avec la déperdition qui a lieu par suite de la transpiration.

57. — La lutte convient à tous les jeunes gens, mais surtout à ceux doués d'un tempérament lymphati-

que. La prudence veut qu'on ne permette cet exercice que sur un terrain profondément sablé.

38. — La *natation* est, de tous les exercices, le seul qui puisse être pris sans fatigue pendant les chaleurs de l'été; un des grands avantages de la natation, c'est de remédier à la faiblesse musculaire et de relever les forces digestives.

39. — La natation, dans une eau courante ou dans la mer, convient surtout aux jeunes gens des deux sexes prédisposés au rachitisme et aux scrofules.

40. — Les personnes nerveuses trouvent dans la natation un moyen de calmer la prédominance du système nerveux en opérant une révulsion soutenue sur les muscles.

41. — La natation exigeant le gonflement et la dilatation de la poitrine pour alléger la masse totale du corps, contribue ainsi à développer les poumons et à les habituer à un jeu libre et facile.

42. — L'*exercice des organes vocaux* a lieu par la *conversation*, la *lecture à haute voix*, le *chant* et la *déclamation*.

43. — La *conversation* est le plus modéré de tous les exercices vocaux; cet exercice réagit, non-seulement sur l'organe propre de la voix, mais encore sur les poumons, dont il développe le jeu, et secondairement sur le diaphragme influencé à son tour par le jeu des poumons; d'où il s'ensuit que la conversation favorise la digestion.

44. — Le silence prolongé, et même une abstinence habituelle presque complète de l'action de parler, débilite les organes de la voix ainsi que les poumons.

45. — La conversation est aussi le plus avantageux des exercices dans la convalescence des maladies qui n'ont attaqué ni les organes vocaux, ni les poumons.

46. — La *lecture à haute voix*, lorsqu'on la restreint aux limites des forces accordées par la nature à chaque individu, développe la voix et réagit de la manière la plus favorable sur les organes de la respiration. De même que la conversation, et pour les mêmes motifs, la lecture à haute voix facilite la digestion.

47. — Les personnes qui ont les poumons irritables, et dont la respiration est courte et difficile, feront sagement de ne jamais lire à haute voix.

48. — Le *chant* fatigue plus et plus vite que les deux exercices qui précèdent ; l'on ne doit se livrer à cet exercice, surtout pour en faire son état, que lorsqu'on est fortement constitué sous le rapport des organes vocaux et pulmonaires.

49. — On doit éviter de chanter après les repas, surtout lorsque le chant doit être fort et soutenu pendant quelque temps ; il s'ensuivrait nécessairement un trouble dans la digestion.

50. — Lorsque le chant est exécuté avec modération, et qu'il n'est pas trop prolongé, c'est un exercice qui donne de l'activité et de l'énergie aux organes de la respiration.

51. — La *déclamation* présente les mêmes avantages et les mêmes inconvénients que le chant.

52. — On doit se garder de chanter ou de déclamer ayant le cou trop comprimé par les vêtements ; il pourrait s'ensuivre une congestion fatale vers le cerveau.

§ 2. Des Exercices passifs.

53. — Les *exercices passifs* sont ceux qui ont lieu lorsque notre corps est placé, soit dans une voiture, soit dans un bateau, soit sur un cheval ou tout autre animal, et qu'il se trouve mu par une force étrangère.

54. — Les exercices passifs ne produisent point sur le corps les mêmes effets que les exercices actifs. La digestion, loin d'en ressentir les mêmes inconvénients, s'en trouve, au contraire, facilitée. Ces exercices ne déterminent que peu ou point de fatigue, et il s'ensuit tout naturellement, chez ceux qui y sont soumis fréquemment, une nutrition plus complète et un surcroît d'embonpoint qui va même quelquefois jusqu'à l'obésité.

55. — La progression dans une voiture bien suspendue est très convenable pour les convalescents, surtout après de longues maladies ; cet exercice procure l'avantage de changer d'air sans éprouver la moindre fatigue.

56. — L'exercice de la voiture convient encore

parfaitement aux individus à occupations sédentaires et à constitution faible, qui ne permet pas de se livrer aux exercices actifs.

57. — Il faut se garder de faire usage de voitures non-suspendues ou mal suspendues ; les secousses et les commotions qui en résultent sont très fatigantes et même dangereuses pour la santé. En raison de la constitution, elles peuvent déterminer soit des crachements de sang, soit des coliques ou de violents maux de tête.

58. — Les voitures trop douces et trop bien suspendues ont le même inconvénient que le repos absolu dans un fauteuil; elles prédisposent aux apoplexies. Il est donc prudent, lorsqu'on a le libre usage de ses jambes, d'alterner la promenade en voiture avec la promenade à pied.

59. — Il y a des précautions indispensables à prendre lorsqu'on se sert des chemins de fer. L'une des plus importantes, c'est de ne jamais monter dans un wagon après avoir couru de manière à exciter la transpiration. La vélocité de la course occasionnant sur les chemins de fer une ventilation très énergique, il pourrait en résulter une fluxion de poitrine.

60. — Les personnes qui ont la poitrine délicate, celles surtout qui ont déjà eu des rhumes, devront éviter de se placer en wagon, près d'une portière dont la glace est baissée, et surtout de faire face au chemin à parcourir.

61. — L'on doit également éviter de se placer ainsi, dans la crainte que des cendres ou même des étincelles ne viennent frapper les yeux, et n'occasionnent des inflammations de l'organe de la vue.

62. — Il y a deux sortes de *navigation*, l'une qui a lieu dans des bateaux de petite dimension, sur les rivières, sur les lacs ou sur les bords de la mer; l'autre qui consiste à s'embarquer sur des navires de grandes dimensions, et à parcourir une étendue de mer plus ou moins grande.

63. — La navigation sur les rivières ou sur les lacs a l'avantage de soumettre l'organisme à l'action d'une atmosphère rafraîchie et renouvelée; cette sorte de navigation n'offre guère plus d'exercice au corps que la promenade en voiture suspendue, à moins toutefois qu'on ne prenne sa part des manœuvres des rameurs.

64. — La navigation en pleine mer agit sur toute l'économie animale en pénétrant les poumons d'un air pur, incessamment renouvelé, et d'une température uniforme. Les oscillations presqu'inévitables, et souvent assez fortes, du navire, impriment au corps une succession de mouvements et de secousses qui contribuent, soit à la digestion, soit au jeu des divers organes.

65. — Dans quelques cas, et chez certains individus surtout, les oscillations produites par les vagues, déterminent ce qu'on appelle le *mal de mer*; état particulier qui occasionne souvent de grandes souf-

frances et une fatigue suivie d'un abattement et d'un anéantissement complet, dus aux violents efforts de vomissement qui ont lieu.

66. — C'est une erreur de croire que l'on évitera les vomissements en gardant une diète absolue ; dans ce cas, l'estomac se contractant à vide, ses contractions n'en sont que plus fortes et plus douloureuses. Il faut, au contraire, prendre des aliments en tâchant de vaincre la répugnance qu'ils inspirent.

67. — La meilleure manière d'éviter les atteintes du mal de mer, c'est de se coucher horizontalement, le plus près possible du centre du navire, et de conserver une parfaite immobilité, pendant tout le temps que la mer est mauvaise, ou tant qu'on éprouve des dispositions au vomissement.

68. — Les personnes atteintes de maladies chroniques de l'estomac ou du foie, doivent éviter avec soin, la navigation sur mer.

69. — L'*équitation* n'étant, à bien prendre, qu'une variété de la position assise, doit être rangée parmi les exercices passifs.

70. — L'équitation sur un cheval qui a les allures douces, est un des exercices les plus avantageux à la santé. Cet exercice fatigue peu, ouvre l'appétit, et il peut concourir au soulagement et même à la guérison d'un grand nombre de maladies chroniques, surtout de celles qui reconnaissent pour cause la débilité générale.

71. — Les personnes prédisposées au crachement de sang, et qui ont les poumons délicats, doivent éviter l'allure du *trot*; il en est de même des personnes atteintes d'une maladie chronique des intestins.

72. — Le *galop* étant une allure tout aussi douce que le *pas*, les personnes délicates pourront la prendre sans danger, à la condition toutefois de ne jamais galopper contre le vent.

73. — Les personnes atteintes de maladies du cœur ou des gros troncs artériels, et celles qui sont prédisposées à ces maladies, doivent s'interdire l'équitation d'une manière absolue.

§ 3. Des Exercices gymnastiques.

74. — Les divers *exercices gymnastiques* modernes ont un but avantageux en ce qu'ils favorisent le mouvement partiel ou général des muscles du corps, et qu'ils contrebalancent ainsi pour les enfants élevés dans nos colléges, l'effet, si pernicieux pour la santé, occasionné par les longues heures d'étude dans des salles mal aérées et où tout mouvement est impossible.

75. — Quelque bien constitué que soit un enfant, il ne faut, dans aucun cas, qu'il soit soumis aux exercices gymnastiques avant l'âge de six ans.

76. — Les exercices gymnastiques pratiqués avec méthode, développent les forces et rendent souple et

agile. Ils contribuent aussi à faciliter le jeu des poumons et de la circulation.

77. — L'on doit éviter d'exercer habituellement une partie du corps de préférence aux autres ; il en résulterait une inégalité désavantageuse dans les forces musculaires, qui doivent, autant que possible, s'équilibrer.

LIVRE VI.

DES ACTES DE L'INTELLIGENCE QUI ONT RAPPORT AU PHYSIQUE DE L'HOMME.

(*Percepta.*)

§ 1. Hygiène des sens.

1. — Les *sens* sont au nombre de cinq : le *toucher*, la *vue*, l'*ouïe*, le *goût* et l'*odorat*.

2. — Les sens sont les instruments mis en œuvre par notre cerveau, pour l'avertir de ce qui se passe en dehors de notre individu, et qui peut être relatif à notre conservation, à la satisfaction de nos intincts, ou à nos rapports avec nos semblables.

3. — La perfection d'un ou de plusieurs de nos sens, ne dépend pas du plus ou moins d'intelligence que nous possédons, mais bien de l'état de perfection

auquel nos sens sont susceptibles d'arriver, par suite de l'éducation et de l'habitude.

4. — Le sens du *toucher* étant celui qui joue le rôle le plus important, doit être mis en première ligne ; puis viennent la *vue* et l'*ouïe*, deux sens qu'on peut appeler intellectuels ; puis en dernier lieu, le *goût* et l'*odorat*, qui sont les sens animaux par excellence, ou de la vie végétative.

5. — Les sens se développent successivement pendant la première période de la vie. L'enfant acquiert en premier lieu l'habitude des sens de la vie végétative, le *goût* d'abord, l'*odorat* ensuite ; puis, et presqu'en même temps, le *toucher* ; et, enfin, la *vue* et l'*ouïe* se perfectionnent et acquièrent de la justesse.

6. — A la fin de la vie, les choses se passent d'une manière inverse ; ainsi, dans la plupart des cas, le vieillard perd d'abord l'usage des sens intellectuels, sa vue devient mauvaise et son oreille dure ; puis, plus tard, il perd le sens de l'olfaction et celui du goût ; quant au toucher c'est le dernier sens qui l'abandonne.

7. — De même qu'il y a une gymnastique des membres locomoteurs et du système musculaire, de même aussi il y a une gymnastique des sens. Un exercice gradué et persévérant, peut faire atteindre à un ou à plusieurs de nos sens un haut degré de perfection.

8. — Le sens du *toucher* est celui par le moyen duquel à l'aide des mains on se met en rapport avec

un corps étranger ; le *tact* est l'impression ressentie sur un point quelconque de notre corps par un objet étranger.

9. — Par suite des indications qu'il transmet au cerveau, le *tact* veille d'une manière toute particulière à la conservation de l'individu ; lorsque par suite d'une maladie la sensibilié est anéantie sur l'un des points de la surface de notre corps, cette partie n'est plus protégée par l'avertissement des dangers qu'elle peut avoir à courir de la part des agents extérieurs.

10. — Les aveugles nous donnent une preuve du degré de délicatesse à laquelle peut parvenir le toucher par suite d'une longue habitude.

11. — Le *toucher* est plus délicat chez les enfants et les femmes jeunes que chez les hommes et chez les vieillards ; les personnes qui défendent leurs mains des impressions de l'air extérieur à l'aide des gants, conservent aussi une assez grande sensibilité du toucher.

12. — Les individus qui, par état, sont obligés à des travaux manuels pénibles, ceux qui manient journellement des objets rudes, perdent la délicatesse du toucher, et ne peuvent la recouvrer qu'en faisant usage de bains chauds, de frictions et d'onctions huileuses.

13. — On doit éviter de rendre la peau trop impressionnable, de trop développer ses qualités tactiles, en l'amincissant par des frictions répétées, avec des

substances qui usent l'épiderme ; il s'ensuivrait un excès de sensibilité qui pourrait aller jusqu'à la douleur, et qui serait la cause d'affections nerveuses.

14. — Une transpiration forte et de longue durée, finit par déterminer une inertie de la peau, qui nuit beaucoup à la perfection du tact.

15. — L'œil est l'organe de la *vue* ; l'agent extérieur qui fait entrer cet organe en exercice est la *lumière.*

16. — Lorsqu'on veut conserver longtemps l'usage de la vue, il faut éviter l'éclat d'une lumière trop vive, qu'elle soit naturelle ou artificielle ; il faut également éviter les ténèbres ou le demi jour, qui finissent par rendre l'œil trop impressionnable à la lumière.

17. — Les personnes qui ont l'organe de la vue très irritable doivent s'abstenir de travailler à quoi que ce soit à la lumière artificielle. Si des circonstances particulières exigent que ces personnes travaillent la nuit, elles devront amoindrir l'effet des rayons lumineux en portant des lunettes à verres gris, et en interposant entre elles et le foyer lumineux un abat-jour qui empêche l'éclat de la lumière d'agir directement sur les yeux.

18. — Les conserves à verres verts ou bleus ont le grave inconvénient d'habituer l'œil à une demi-obscurité qui le rend trop impressionnable aux effets d'une lumière ordinaire, lorsqu'on vient à ôter ces sortes de lunettes.

19. — L'usage du lorgnon à un seul verre est très préjudiciable à la vue, en ce que c'est toujours devant le même œil que l'on place ce lorgnon, et qu'au bout de très peu de temps, la puissance visuelle de cet œil se trouve beaucoup affaiblie.

20. — La vue est fatiguée et promptement altérée par le contact habituel d'un air très chaud ou très froid, par les brouillards épais, par les vents violents, et par l'effet surexcitant des boissons spiritueuses prises outre mesure.

21. — On doit éviter de regarder des objets brillants ou éclatants, tels qu'un foyer ardent, la neige, des surfaces blanches qui réflètent les rayons d'un soleil intense, des objets de couleur rouge. Les couleurs les plus favorables à la vue sont : le vert, le jaune ou le bleu.

22. — Les personnes qui sont *myopes*, c'est-à-dire qui ne peuvent distinguer les objets qu'à très courte distance, feront sagement en portant des lunettes à verres concaves, dont l'effet est de donner à la vue sa portée naturelle ; toutefois, il faut éviter avec le plus grand soin de se servir dans ce cas de verres trop concaves et qui fatigueraient trop promptement la vue.

23. — Les individus atteints de *presbytie*, c'est-à-dire qui ne voient qu'à grande distance, et qui ne peuvent distinguer les objets rapprochés d'eux, porteront des lunettes à verres convexes, mais ils devront prendre les mêmes précautions que les myopes.

24. — Quand par suite de *myopie* ou de *presbytie* on est dans la nécessité de porter des lunettes, il faut toujours avoir la précaution d'essayer les deux verres séparément pour chaque œil ; la puissance visuelle pouvant différer dans chaque œil et exiger l'emploi de deux verres de force différente.

25. — Lorsque les yeux et les organes qui les protègent, tels que les paupières et les glandes des yeux, ont été soumis à une cause irritante quelconque, le meilleur moyen pour calmer cette irritation est de tenir appliquées contre les yeux, pendant un temps plus ou moins long, deux éponges fines trempées dans de l'eau tiède.

26. — Les lotions d'eau froide, tant vantées contre l'irritation passagère des yeux, produisent, à moins qu'elles ne soient continuées pendant très longtemps, une réaction qui détermine l'afflux du sang et qui peut être cause de l'inflammation de l'organe de la vue.

27. — La myopie étant fort souvent occasionnée par le défaut d'exercice de la vue à longue distance, surtout chez les jeunes gens qui, dans le cours de leurs études, sont constamment confinés dans des appartements où leur vue ne peut s'étendre au-delà de quelques mètres, il convient de faire passer les heures de récréations, à ces jeunes gens, dans des lieux où la vue puisse s'exercer à une grande portée.

28. — Les personnes forcées, par état, de travailler à la lumière artificielle, devront ne jamais travailler

plusieurs heures de suite sans se reposer ; il vaut mieux, dans ce cas, reposer la vue pendant quelques instants, et à plusieurs reprises, que de ne prendre qu'un seul repos plus prolongé.

29. — Lorsqu'on est dans l'obligation de travailler à la lumière artificielle, il faut, autant que possible, le faire debout ; la position assise et un peu courbée déterminant plutôt des congestions sanguines vers la tête, et, par suite, des inflammations des yeux ; il faudra éviter aussi d'avoir le cou comprimé par le col de chemise ou par la cravate.

30. — De tous les modes d'éclairage artificiel employés dans les pays civilisés, le meilleur, et celui qui offre le moins d'inconvénients, est celui qui résulte de la combustion de l'huile dans des lampes appropriées à cet usage.

31. — Les chandelles de suif, dont l'usage diminue chaque jour, ont le grave inconvénient de donner une lumière faible, vacillante et irrégulière, et de dégager beaucoup de fumée ; leur emploi fatigue donc les yeux, et l'on doit, autant que possible, éviter de s'en servir.

32. — Les bougies en cire donnent une lumière douce et uniforme, et dégagent peu de fumée ; c'est un bon moyen d'éclairage quand on peut se servir de trois ou quatre bougies réunies.

33. — Les bougies en stéarine (qu'on devrait plutôt désigner sous le nom de chandelles stéariques), ont

presque tous les inconvénients des chandelles de suif, par la raison que pour arriver à pouvoir les vendre à bas prix, on néglige de purifier suffisamment la partie solide du suif qui sert à leur confection. C'est un mauvais système d'éclairage.

34. — Les lampes anciennes, formées d'une mèche plongée dans l'huile, et l'aspirant en vertu de la loi de la capillarité, ont les mêmes inconvénients que la chandelle ; on ne doit donc pas s'en servir.

35. — Les lampes modernes, pourvues d'un mécanisme intérieur qui a de l'analogie avec les mouvements des pendules, sont préférables à tout autre moyen d'éclairage artificiel, à la condition, toutefois, qu'on n'active pas trop la combustion de l'huile, et qu'on ne place pas la lampe trop près du point qui doit être éclairé.

36. — Les lampes modernes, *Carcel* ou autres, à mécanisme intérieur, ont l'avantage d'émettre une lumière toujours égale, toujours immobile, et de ne laisser dégager ni fumée, ni odeur. Une précaution indispensable à avoir en se servant de ces lampes, c'est de recouvrir la lumière au moyen d'un abat-jour qui, tout en rassemblant les rayons lumineux sur l'objet qui a besoin d'être éclairé, s'interpose entre l'œil et la flamme et empêche l'irritation de l'organe de la vue.

37. — Le gaz d'éclairage est trop brillant, trop éclatant pour ne pas fatiguer beaucoup les yeux ;

aussi, il est d'observation que les individus forcés de se servir de ce moyen d'éclairage, sont plus fréquemment atteints de maladies des yeux que ceux qui se servent de lampes, et que leur vue s'use beaucoup plus vite.

38. — L'oreille est l'organe de l'*ouïe* ; l'agent extérieur, qui fait entrer cet organe en exercice, est le *son*, qui, lui-même, résulte des mouvements vibratoires d'un corps quelconque dans l'air.

39. — Un bruit violent, longtemps continué ; des sons discordants, ou bien encore, un bruit excessif instantané, tel que celui du canon, peuvent pervertir ou altérer, et même faire perdre complètement le sens de l'ouïe.

40. — L'ouïe peut être très sensible ; dans ce cas, il faut se mettre en garde contre les bruits extérieurs afin qu'ils ne viennent pas causer au nerf auditif une surexcitation dangereuse ; on remplira ce but en maintenant pendant quelque temps de la ouate dans les oreilles, et en s'habituant peu à peu aux bruits ordinaires qui nous entourent.

41. — L'on doit avoir soin de nettoyer souvent l'intérieur de l'oreille et d'enlever les matières qui y sont sécrétées et qui pourraient, à la longue, se durcir et former une espèce de bouchon qui nuirait à l'audition, et qui, dans quelques cas, pourraient même faire croire à une surdité commençante.

42. — Les nageurs, et surtout les plongeurs, agiront

prudemment en remplissant l'intérieur des oreilles avec de la ouate, qui s'opposera à la pénétration de l'eau, dont la présence dans l'oreille détermine parfois une assez vive douleur.

43. — L'*habitude est une seconde nature* ; rien ne le prouve mieux que l'exemple donné journellement par les habitants des grandes villes, où malgré des bruits incessants, et souvent très forts et très désagréables, l'on parvient à penser à des choses qui demandent une certaine contention d'esprit, et même à dormir dans la rue.

44. — De même qu'on peut agir puissamment sur le moral au moyen de l'organe de la vue, de même aussi on peut l'influencer par l'ouïe, qui sert à transmettre au cerveau des sons plus ou moins harmonieux, plus ou moins gais.

45. — La vue, aussi bien que l'ouïe, sont, avons-nous dit plus haut, des sens intellectuels ; il faut donc s'en servir lors de l'éducation des enfants, pour leur faire apprécier les chefs-d'œuvre de la création, et secondairement ceux de l'art. Rien n'adoucit le caractère et les mœurs comme l'appréciation des merveilles de la nature ou des arts.

46. — La langue est l'organe principal du *goût* ; le palais et le reste de l'intérieur de la bouche, aident la langue dans cette fonction ; les agents extérieurs qui font entrer en exercice les organes du goût sont *tous les corps sapides*.

47. — Le goût sert à nous faire reconnaître les

aliments ou les boissons qui plaisent à l'estomac et ceux qui lui déplaisent ; sans le goût nous pourrions nous nourrir, mais nous n'éprouverions pas le plaisir de savourer les aliments.

48. — Le goût, qui devrait être une espèce de guide qui nous empêchât d'introduire dans notre estomac des substances nuisibles, est souvent dédaigné par nous, mais c'est toujours au détriment de notre santé.

49. — L'abus des aliments stimulants, des boissons spiritueuses, émousse notre goût et finit par le détruire ; on doit donc éviter de s'habituer à ces sortes d'aliments et à ces boissons, qui suppriment les jouissances que nous procure le goût.

50. — Les goûts sont variés à l'infini, aussi il n'y a aucune règle à ce sujet ; toutefois, l'on peut dire qu'en général l'enfance aime les choses très peu sapides, que la jeunesse préfère les aliments sapides, et que l'âge mûr, ainsi que la vieillesse, affectionnent les substances de haut goût.

51. — Si l'on veut conserver la délicatesse du goût, il faut se garder de manger ou de boire trop chaud ou trop froid ; le trop grand degré de chaleur des aliments ou des boissons est surtout ce qui émousse le plus facilement le sens du goût.

52. — Lorsque le goût a été perverti ou émoussé par suite de l'usage des spiritueux, il faut, pour le rétablir dans son état normal, ne boire que de l'eau

pendant un certain temps, et ne manger que des aliments sapides, mais non excitants.

53. — Le goût peut être momentanément perverti, lorsque, par une cause quelconque, il y a un trouble et un dérangement dans nos organes digestifs ; cette perversion du goût, surtout quand notre langue est chargée d'un enduit blanc ou jaunâtre, et quand nous éprouvons une sensation d'amertume dans la bouche, doit nous tenir en garde contre un état maladif quelconque.

54. — On ne saurait prendre trop soin de respecter la sensibilité du goût chez les enfants ; on s'abstiendra donc de les habituer aux liqueurs fortes et aux aliments fortement épicés, qui, outre qu'ils émousseraient chez eux l'organe du goût, auraient encore le grave inconvénient de déranger leur santé.

55. — L'*odorat* a pour organe la membrane qui tapisse l'intérieur du nez et des fosses nasales ; les agents extérieurs qui exercent l'odorat sont les *odeurs*, lesquelles sont formées par les molécules qui s'échappent des corps odorants.

56. — L'odorat est placé par la nature comme une sentinelle avancée pour nous avertir si l'air que nous respirons est favorable ou défavorable à nos poumons ; on peut dire, d'une manière générale, que l'air qui affecte désagréablement l'odorat, est préjudiciable à nos poumons, et, par suite, à notre santé.

57. — Bien qu'en général l'odorat nous avertisse

des mauvaises qualités de l'air, il est cependant des cas où cet organe ne nous rend pas ce service ; il faut donc tenir compte de l'absence possible de ce caractère physique de l'air.

58. — L'habitude tend à émousser la sensibilité de l'odorat ; ainsi, dans certains cas, l'organe olfactif finira par n'être plus désagréablement affecté d'odeurs qui, par elles-mêmes, sont cependant repoussantes.

59. — L'odorat est facilement perverti et même émoussé par l'habitude de respirer des odeurs fortes, telles que les diverses *essences* de toilette ; le tabac en poudre a aussi cet inconvénient qui nous prive des plaisirs attachés à la sensibilité normale de l'organe olfactif.

60. — La maladie appelée ***rhume de cerveau***, ***coryza***, est celle qui contribue principalement à la perte de l'odorat ; et, bien que cette maladie ne soit jamais envisagée comme chose sérieuse, relativement à la santé générale, il faut éviter les occasions si nombreuses d'en être atteint, car, à la suite de plusieurs affections de cette nature, le sens de l'odorat se trouverait infailliblement émoussé.

61. — Un des motifs qui doivent nous porter à ménager la sensibilité du sens de l'odorat, c'est que, indépendamment des services qu'il nous rend, relativement au choix de l'air que nous respirons, il vient encore en aide au *goût* dans l'appréciation des aliments.

62. — L'odorat ayant une connexion intime avec le système nerveux général, il faut s'abstenir de respirer longtemps et souvent l'odeur forte que dégagent certaines fleurs. On a vu des accidents nerveux très sérieux suivre l'olfaction des odeurs fortes végétales.

63. — Non-seulement on doit éviter de respirer des odeurs fortes et agréables, mais il faut encore se garder des émanations de certains végétaux narcotiques, tels que le ***datura***, le ***stramonium***, le ***pavot***.

FIN.

NOTES.

—

(1) Page 2. — On appelle *raréfaction de l'air* la diminution relative de la quantité de l'air dans un espace donné ; ainsi, par exemple, on dit que l'air est plus *rare* sur une haute montagne que dans une plaine, parce que un ballon de cristal rempli d'air pris au niveau de la plaine, contenant une masse d'air égale en poids à 10, n'en contiendrait plus qu'une masse égale à 2, si on le remplissait avec l'air pris au sommet de la montagne.

La densité est l'opposé de la *rareté* ou *raréfaction* de l'air.

La respiration de l'homme s'effectue de la manière suivante : l'air introduit dans les poumons à chaque *inspiration* est décomposé ; il y a absorption de l'oxigène, qui est une de ses parties constituantes. Cet oxigène change le sang veineux, qui est d'un rouge noirâtre, en sang artériel, qui est d'un rouge vermeil. Il y a aussi absorption de l'azote de l'air, mais une proportion d'azote égale à celle absorbée est continuellement exhalée ; en outre, il y a dégagement d'acide carbonique qui est expulsée des poumons. Il s'ensuit que, quand un homme est renfermé dans un espace dans lequel l'air ne peut se renouveler, il périt bientôt par la raison qu'ab- sorbant et décomposant à chaque inspiration une partie de l'air qui l'entoure, il ne lui reste bientôt à respirer que de l'acide carbonique et de l'azote, deux gaz évidemment impropres à la respiration et qui tuent très promptement ceux qui les respirent. Ce qui précède donne la raison du danger qu'il y a à rester, pendant plusieurs heures, renfermé dans un lieu où l'air ne peut se renouveler facilement, et dans lequel il est promptement vicié par le grand nombre de personnes qui s'y trouvent. Tels sont tous les lieux de réunion, où n'existe pas une circulation d'air suffisante.

(2) Page 7. — Les Hollandais du 3e régiment des grenadiers de la garde, composé de 1,787 hommes, périrent presque tous pendant la campagne de Russie ; il n'en rentra en France que 41, tandis que les deux autres régiments de grenadiers, composés d'hommes presque tous nés dans les provinces méridionales de la France, ont conservé une assez grande partie de leurs soldats (Larrey, *Mémoires et campagnes*, t. IV, p. 125).

(3) Page 9. — Cette règle présente des exceptions dues à l'influence de certaines localités, influence qui tend à modifier cette loi de la nature. Ainsi, par exemple, dans les contrées abritées du vent d'est par le pic de Ténériffe et l'Atlas, les nègres ne sont pas aussi parfaits que dans la Nubie et au Sénégal. Ceux des habitants de l'île de Ceylan, qui vivent dans les bois, ont la peau blanche; tandis que ceux qui habitent les plages découvertes ont le teint cuivré.

(4) Page 10. — L'électricité produisant des effets inverses dans certains cas donnés, les physiciens, pour expliquer plus facilement les effets produits, ont admis deux espèces de fluide électrique, le fluide *vitré* ou *positif* et le fluide *résineux* ou *négatif*.

(5) Page 10. — Les différents corps de la nature ont été

classés par les physiciens, relativement à l'électricité, en *bons* et en *mauvais conducteurs*, selon qu'ils transmettent ou qu'ils ne transmettent pas le fluide électrique. En général, les corps humides sont *bons conducteurs ;* les corps très secs sont *mauvais conducteurs*.

(6) Page 11. — Malgré tout ce qu'aient pu dire et écrire à ce sujet les gens instruits, le préjugé qui consiste à sonner les cloches dans le but de détourner l'orage existe encore dans beaucoup d'endroits. Et cependant, tous les ans, plusieurs sonneurs de cloches sont victimes de leur imprudence.

(7) Page 12. — Bien que les différentes mers se présentent sous l'aspect de grandes masses d'eau en apparence immobiles, toutefois le grand courant qui, entre les tropiques, se dirige continuellement de l'est à l'ouest, en sens inverse du mouvement de rotation de notre planète sur elle-même; la multiplicité des courants sous-marins et des canaux superficiels; ainsi que le flux et le reflux, permettent de classer les mers parmi les eaux courantes.

(8) Page 20. — Pour faciliter la mémoire des indications relatives aux températures moyennes des divers climats, nous n'avons employé que des nombres ronds ; nous donnons ici, pour les personnes qui désireraient les connaître, les indications avec les nombres fractionnaires. Dans les climats *chauds*, et à l'ombre, la moyenne de la chaleur atmosphérique est, en été, de + 28 à + 32°,5; en hiver, de + 27°,6; au printemps, de + 28°,7; en automne, de + 26°,8.

Dans les climats *tempérés*, la température moyenne est, en hiver, de + 3°,3 ; au printemps, de + 10°,7 ; en été, de + 19°,9 ; en automne, de + 11°,8.

Dans les climats *froids*, entre 64 et 75 degrés de latitude, la température moyenne est, au printemps, de — 16° ; en été, de + 2°,2 ; en automne, de — 12° ; et en hiver de — 30°,

(9) Page 21. — Les terres situées dans le voisinage de la mer, bien que dans la zone équatoriale, entre 0 et 15 degrés de latitude, jouissent cependant d'une température moyenne annuelle de + 27° centigrades. Les îles et les presqu'îles qui reçoivent les influences atmosphériques de la mer, jouissent généralement d'une température moyenne plus élevée que les continents d'égale latitude. La cause en est due à ce que la mer conserve en hiver une grande partie du calorique absorbé pendant l'été, et qu'elle envoie continuellement vers le fond les molécules refroidies à sa surface. En outre, en deçà du 75e degré de latitude, la mer ne se couvre pas de glaces ; il s'ensuit qu'une île ou une péninsule ne reçoit jamais de vents aussi froids que ceux qui, sur un continent d'égale latitude, ont léché de hautes montagnes couvertes de neiges éternelles.

(10) Page 25. — Nous pensons qu'il est presque superflu de faire remarquer ici, que ce que nous disons des relations des climats et des saisons avec les divers genres de maladies, ne peut être pris qu'à titre de généralités ; chaque localité ayant pour ainsi dire une physionomie différente sous le rapport des maladies ; et des affections semblables attaquant souvent l'homme dans des climats et sous des latitudes absolument opposés, ainsi que pendant des saisons différentes.

(11) Page 30. — Ces fondations doivent être établies, soit en pierres de taille compactes et non perméables à l'humidité, soit en maçonnerie encaissée formée de ciment hydraulique. Pour prévenir l'humidité qui peut s'infiltrer dans les murs par les fondations, ou encore par les bords des toits, on pourrait placer une ou deux couches de bitume de quelques centimètres d'épaisseur entre les assises de pierres, un peu au-dessus du niveau du sol et au-dessous du bord du toit. Un excellent moyen consiste à peindre à l'huile tout l'extérieur de la maison.

(12) Page 31. — Nous décrivons l'habitation telle que l'ont faite les exigences de notre époque, c'est-à-dire devant réunir un plus ou moins grand nombre de familles. Mais les règles que nous traçons ne sont guères suivies par nos modernes architectes qui, en construisant, économisent l'espace aux dépens de la santé des futurs habitants. Dans notre description hygiénique de la maison, nous admettons qu'on la bâtit dans l'alignement d'une rue et entre deux autres maisons déjà construites ; ces conditions sont les plus communes et nous écrivons, non point pour les quelques privilégiés du sort qui ont le moyen d'acheter un vaste terrain et de s'y faire bâtir un palais en miniature, mais pour la majorité des individus, qui sont dans la nécessité de se loger dans des maisons contenant plusieurs ménages. Quant aux personnes qui peuvent choisir le terrain et bâtir à leur gré une demeure destinée à leur famille seule, nous leur conseillons d'isoler leur habitation et d'en disposer les compartiments intérieurs de manière à pouvoir habiter en été le côté faisant face au nord, et pendant l'hiver les appartements qui reçoivent le vent du midi. Nos conseils hygiéniques relatifs à la construction d'une maison d'habitation pourront aussi guider utilement dans le choix d'un appartement, puisqu'ils font ressortir ce qu'il faut éviter et ce qu'il faut rechercher dans la maison que l'on veut habiter.

(13) Page 31. — Un médecin distingué, M. le docteur Bouchery, a eu l'heureuse idée d'injecter les arbres aussitôt qu'ils sont abattus ; par ce moyen, il est parvenu à introduire dans l'intérieur du bois, de l'eau tenant en solution des sels de fer qui, augmentant de beaucoup la densité du bois, augmentent aussi sa résistance. L'opération se pratique de la manière suivante : On creuse la terre autour des racines de l'arbre, et on a soin de conserver les extrémités, même les plus fines de ces racines ; on couche l'arbre avec précaution et on place ensuite son pied dans une cuve pleine d'eau dans laquelle on a fait dissoudre du sulfate de fer ; les radi-

cules de l'arbre absorbent cette eau tout comme elles absorbaient l'eau qui s'infiltrait dans la terre où était planté l'arbre, et au bout de quelques jours l'arbre tout entier est pour ainsi dire imbibé de cette eau saline. La meilleure époque pour faire cette opération, est le printemps, parce que c'est alors que la circulation de la sève est le plus énergique et que par conséquent l'absorption de l'eau par les racines se fait le mieux.

Le docteur Bouchery s'est également servi de ce procédé pour colorer, à volonté, des bois blancs.

(14) Page 31. — Dans ces derniers temps, en raison de la rareté, et, par suite, de la cherté des bois de construction, on s'est servi de barres de fer pour remplacer ces bois ; on recouvre ces barres de fer d'une couche de peinture à l'huile, afin de les préserver de toute détérioration ; car l'humidité pourrait les oxyder (rouiller), et il pourrait arriver qu'au bout d'un certain temps, elles se rompent. L'emploi du fer, pour remplacer le bois de charpente, présente un grand avantage dans les cas d'incendie.

(15) Page 32. — Les matières des fosses d'aisance doivent leur infection à l'hydrogène sulfuré et à l'hydro-sulfate d'ammoniaque qu'elles contiennent en abondance. Ce sont ces gaz, éminemment toxiques, qui déterminent l'asphyxie complète ou partielle des vidangeurs, soit par eux-mêmes, soit par la décomposition de l'air des fosses, qu'ils réduisent à de l'azote presque pur, en formant de l'eau avec son oxigène et en laissant déposer du soufre. Ce sont ces gaz qui, s'élevant rapidement dans la maison, noircissent les peintures, et l'argenterie en formant un sulfure métallique. Ce sont eux enfin qui donnent à la vidange son odeur hydro-sulfurée et caractéristique. Ces gaz détruits, les matières ont une odeur très variable et tellement faible qu'il faut vouloir la constater pour la reconnaître.

On peut détruire l'hydrogène sulfuré et l'hydro-sulfate

d'ammoniaque au moyen des oxides métalliques hydratés. Il se forme un sulfure métallique insoluble et inodore, de l'eau, et de l'ammoniaque qui se dissout dans les liquides contenus dans la fosse.

M. Siret a fait connaître, il y a quelques années, la composition d'une poudre désinfectante d'un très grand effet; ce mélange se compose de : *sulfate de fer* 200, *sulfate de zinc* 10, *sulfate de chaux*, 265, *charbon végétal*, 10. Ces substances sont pulvérisées et mélangées intimement; lorsqu'on veut s'en servir, on convertit en pâte, à l'aide d'un peu d'eau, la quantité que l'on veut employer ; 150 kilos suffisent pour désinfecter 1,000 mètres d'égoût.

(16) Page 32. — Des essais faits à l'Hôtel-Dieu de Paris, et qui ont parfaitement réussi, ont démontré qu'il n'y avait aucun inconvénient à aboucher directement le conduit d'appel de la fosse d'aisance au tuyau d'une cheminée de cuisine, dans laquelle, en raison du feu qui s'y trouve presque constamment allumé, il existe toujours un fort tirage. Ce moyen économise un long tuyau qu'il fallait diriger jusqu'au niveau du toit.

(17) Page 34. — Dans beaucoup de maisons, à Paris, on clot le bas de la cage de l'escalier au moyen de portes vitrées; cette coutume convient en ce qu'elle empêche l'air froid de pénétrer en masse dans le centre de la maison, de bas en haut, et d'entrer dans les appartements ; dans tous les cas, il est indispensable de ménager, dans le dôme qui éclaire l'escalier par le haut, une fente circulaire disposée de façon à laisser pénétrer l'air sans donner accès à la pluie. Cette précaution est d'autant plus nécessaire que, dans bien des maisons, les fenêtres destinées à éclairer latéralement chaque étage de l'escalier ne peuvent s'ouvrir.

(18) Page 34. — Les appartements situés à l'entresol sont tous dans les plus mauvaises conditions hygiéniques possibles.

Les piéces n'ayant pas la hauteur convenable, et les fenêtres étant d'ailleurs généralement surplombées à l'extérieur par les entablements et les corniches des balcons de l'étage supérieur, il s'ensuit que ces pièces ne contiennent point une masse d'air suffisante, et que cet air ne peut se renouveler que difficilement. Si l'on ajoute à cela la proximité de la rue, et, par conséquent, si l'on prend en considération la facilité avec laquelle l'entresol est envahi en été par la poussière, en hiver par les miasmes provenant de la rue, on se rendra compte de l'insalubrité de cette partie de beaucoup de nos modernes constructions. On pourra nous objecter que, quand il n'y a pas d'entresol, c'est le premier étage qui absorbe et la poussière et les miasmes ; mais nous opposerons à cet argument la facilité avec laquelle l'air du premier étage se renouvelle, en raison de la hauteur intérieure des pièces, hauteur qui est toujours d'un tiers en sus de celle des pièces de l'entresol.

(19) Page 35. — En Espagne, dans les parties méridionales surtout, qui ont été longtemps habitées par les Maures, les maisons sont recouvertes par des terrasses bordées d'un mur à hauteur d'appui. Cette disposition est très convenable, en ce que ces terrasses servent aux habitants de chaque maison à respirer le frais le matin et le soir, pendant l'été, époque à laquelle, par suite de la sécheresse, il se forme une si grande quantité de poussière sur les chemins que la promenade est rendue presque impossible.

Plus on avance vers le nord, au contraire, et plus on trouve les toits élevés et présentant de déclivité ; cette forme s'explique par le quantité de neige qui tombe dans ces pays, et qui aurait bientôt endommagé, par son poids, un toit plat ou presque plat, tandis que rencontrant une forte pente, elle ne s'arrête que difficilement et glisse aussitôt qu'arrive le dégel.

(20) Page 35. — A Paris surtout, où la plupart des rues

sont en chaussée bombée, et ont un ruisseau au bord de chacun des trottoirs, on a la détestable habitude de projeter, au moyen de pelles plates en bois, l'eau du ruisseau sur le trottoir et sur le pavé ; on conçoit ce qu'un pareil usage peut avoir d'inconvénient pour la salubrité publique.

(21) Page 35. — L'appartement dont nous donnons ici la description est celui d'une famille bourgeoise, classe de la société qui forme, en France, comme dans tous les pays civilisés, la majorité. Les dimensions des différentes pièces se rapportent à une famille composée de cinq personnes, terme moyen de la famille; ces indications serviront utilement lorsqu'il s'agira de choisir un appartement.

(22) Page 35. — A part les raisons déduites à notre article 206, et qui peuvent obliger à modifier l'exposition des différentes pièces d'un appartement et surtout des chambres à coucher, on peut établir d'une manière absolue que, généralement, en France, l'exposition à l'Est est la meilleure à donner à une chambre à coucher. En effet, en toute saison, le soleil, lorsqu'il paraît, vient darder ses premiers rayons dans la chambre, et avertir, par sa présence, qu'il est temps de se lever ; les rayons du soleil levant disposent toujours l'homme à la gaieté, laquelle influe sur la santé beaucoup plus qu'on ne le croit en général. En outre, une chambre, dont les fenêtres sont tournées à l'Est, reçoit le soleil, terme moyen, jusqu'à une heure après-midi ; elle est donc privée de l'influence solaire précisément à partir de l'heure où celle-ci est le plus intense. L'exposition au Sud aurait l'inconvénient de faire subir à la chambre les plus grandes ardeurs du soleil; le Nord apporterait trop de froid pendant l'hiver ; il y a d'ailleurs quelque chose d'insalubre à ce que jamais un rayon de soleil ne vienne visiter une pièce et enlever l'humidité qui peut s'y concentrer. Quant à l'exposition à l'Ouest, elle est fort désagréable, en ce que, pendant l'été, le lit reçoit, depuis environ deux heures après-midi jusqu'au soir,

les ardeurs du soleil, de telle sorte que, dans une chambre à coucher ainsi orientée, l'air est étouffant au moment où l'on se couche, échauffé qu'il a été pendant cinq à six heures consécutives ; tandis que l'exposition à l'Est produit l'effet tout opposé, c'est-à-dire donne à la chambre le temps de perdre le calorique qu'y ont amassé depuis le matin jusqu'à midi les rayons solaires.

(23) Page 36. — Généralement, on échauffe les salles à manger au moyen d'un poële en faïence, dont le foyer est placé dans l'antichambre ; ce mode est vicieux, une cheminée aura sur le poële l'avantage d'établir un courant d'air continuel qui entraînera avec lui les odeurs diverses produites par les aliments.

(24) Page 36. — Jamais on ne doit conserver de feu allumé pendant la nuit dans une chambre à coucher. Il est également malsain d'y entretenir de la lumière, d'y conserver des animaux, des fleurs (Voir la *note* 1, livre 1er). En effet, une lampe ou une bougie, en se consumant, décompose l'air de la chambre, absorbe l'oxigène et dégage de l'acide carbonique. Les animaux, et surtout les oiseaux, dont la respiration est très étendue, contribuent aussi à diminuer la quantité d'air respirable ; enfin, les plantes qui, pendant le jour et sous l'influence des rayons solaires, décomposent l'acide carbonique et laissent dégager de l'oxigène, et dont le voisinage contribue à assainir l'air ; les plantes, disons-nous, sont nuisibles pendant la nuit, parce qu'alors elles absorbent l'oxigène et ne laissent dégager que de l'acide carbonique. Les plantes ont encore un autre inconvénient; dans des appartements bien clos et surtout pendant la nuit, les fleurs laissant dégager des odeurs plus ou moins pénétrantes et qui surexcitent le système nerveux d'une manière souvent dangereuse.

(25) Page 36. — Pour que l'air d'une chambre à coucher,

vicié pendant la nuit, puisse être expulsé et renouvelé le matin d'une manière prompte et complète, il faut que les fenêtres atteignent le plafond et que leur extrémité inférieure ne soit distante du parquet que de 40 à 50 centimètres au plus.

Beaucoup de personnes s'imaginent changer les qualités mauvaises de l'air, qui a été renfermé tout une nuit et pendant toute la journée dans la chambre d'un malade, en brûlant des parfums, du sucre, du vinaigre, de l'eau de Cologne, etc. Ces divers moyens fumigatoires ne font qu'ajouter une qualité mauvaise de plus à l'air déjà vicié par le malade et les assistants; ils le rendent irritant et sont excessivement nuisibles, soit qu'ils agissent sur les poumons, soit qu'ils stimulent le système nerveux. Autant qu'on peut le faire sans danger pour un malade, on doit renouveler, soit au moyen des fenêtres, soit au moins au moyen des portes, la masse d'air qui environne son lit.

(26) Page 36. — Il est essentiel que l'air du cabinet de travail puisse facilement être renouvelé, car c'est une des pièces où l'on passe le plus de temps de suite sans en sortir; les fenêtres en seront donc de grande dimension, tant pour éclairer convenablement la pièce que pour permettre à l'air de se renouveler promptement. Ce que nous disons ici du cabinet de travail doit également s'appliquer aux *bureaux*, aux *études* et autres lieux analogues.

(27) Page 37. — Dans certaines parties de la France, et surtout dans le département du nord, les parquets sont lavés à grande eau une fois par semaine; il est évident pour nous que cette coutume irrationnelle doit être l'une des causes des nombreux cas de rachitisme et de scrofules qu'on observe à Lille et dans les autres villes du même département.

(28) Page 38. — Ces papiers sont colorés au moyen de substances minérales, qui sont ordinairement des acétates et

des arséniates de cuivre (sel composé de cuivre et d'arsenic), et les journaux de médecine ont signalé, en 1844, divers empoisonnements dûs à ces papiers.

(29) Page 38. — Nous savons que la *mode* est un tant soit peu tyrannique, et qu'elle fait ordinairement peu de cas des préceptes de l'hygiène ; quand l'instruction générale sera ce qu'elle doit être ; quand, dans toutes les classes, on connaîtra les règles de l'hygiène, alors les divers artisans qui inventent les modes en tous genres les subordonneront à ces règles, et nous n'en serons ni moins élégamment vêtus, ni moins commodément meublés.

(30) Page 39. — On a cherché à combattre les courants d'air que laissent pénétrer les interstices des portes à deux battants, en garnissant ces portes de rideaux simples ou doubles ; ces *portières* ont un grand inconvénient, celui d'empêcher l'air de se renouveler, quand on ouvre les portes qu'elles garnissent. Sous le point de vue hygiénique, on doit cependant compter sur l'air qui arrive en masse dans une pièce lorsqu'on ouvre une de ses portes, et qui, en déplaçant celui de la pièce, le purifie, surtout s'il vient d'une pièce momentanément vide d'habitants.

(31) Page 40. — On s'inquiète fort peu, en général, si la chambre, dans laquelle on passe renfermé le *tiers de sa vie* (puisqu'en moyenne on passe 8 heures au lit sur 24), contient un air pur, et si surtout l'air qui entoure le lit peut facilement se renouveler en se mêlant à celui de reste de la pièce. Aussi, combien de fois ne se lève-t-on pas avec de la migraine, de l'inappétence, de la pesanteur de tête, une certaine fatigue, sans se rendre compte de cet état de malaise, lequel influe à la longue sur la santé générale, et détermine enfin, à un moment donné, l'irruption de graves maladies.

Pour passer d'une manière complètement hygiénique le temps consacré au sommeil, il faudrait que la tête du *lit* fût adossée au centre d'un des pans de murs de la chambre à coucher, que le pied du lit fût dirigé vers le centre de la pièce, et que les rideaux fussent drapées de manière à ne pas englober le lit dans une atmosphère spéciale.

(32) Page 42. — Les gaz qui se dégagent lors de la combustion du bois, de la houille ou de la braise, sont : de l'acide carbonique, de l'oxide de carbone, de l'hydrogène carboné. De ces trois gaz, l'*oxide de carbone* est le plus dangereux, non seulement pour la santé, mais encore pour la vie. Son action est de beaucoup plus délétère que celle de l'acide carbonique ; ainsi, tandis qu'il faut, dans une masse d'air donnée, de 30 à 40 pour 100 d'acide carbonique pour faire périr un homme, il suffit d'une bien moindre proportion d'oxide de carbone pour tuer instantanément. C'est le gaz oxide de carbone que l'on voit brûler, sous forme d'une petite flamme bleue, à la surface du charbon de bois allumé dans un fourneau.

(33) Page 44. — On ne se rend point assez compte de la désastreuse influence qu'exerce sur l'être humain, l'humidité jointe au froid et à la privation d'air et de lumière. Que l'on prenne un individu dans la vigueur de la jeunesse et doué de la meilleure constitution et du tempérament le mieux équilibré ; qu'on le soumette aux conditions mauvaises dont nous venons de parler, et, au bout d'un temps plus ou moins long, cette bonne constitution sera entièrement détériorée. Si maintenant on se reporte aux détestables bouges qui encombrent les quartiers pauvres de nos grandes villes et aux misérables cabanes dans lesquelles vivent nos paysans, on s'étonnera que les populations ne soient pas plus abâtardies qu'elles ne le sont.

(34) Page 44. — Nous pensons que c'est errer gravement que de croire, avec certaines personnes, que l'habitation dans les étables à vaches convienne aux phthisiques. Les

animaux vicient l'air et en consomment beaucoup trop pour que cette pratique ne soit pas dangereuse.

(35) Page 45. — Depuis peu de temps, quelques églises de Paris sont échauffées ; c'est un utile progrès. Toutefois, le mode suivi pour ce chauffage laisse beaucoup à désirer, car l'air, fortement échauffé par les calorifères, se dessèche et devient très irritant ; rien ne prédispose aux apoplexies autant que le séjour prolongé dans les lieux échauffés par des calorifères.

Nous sommes loin de considérer comme un progrès l'éclairage par le gaz, qu'on parle d'introduire dans ces mêmes églises. Cet éclairage, dans un lieu clos, où une masse souvent compacte d'individus occupe précisément la partie avoisinant le sol, et se trouve par conséquent obligée de respirer l'air chargé d'acide carbonique qui occupe les couches inférieures ; cet éclairage, disons-nous, est une innovation qui est loin d'être un progrès. Mais si l'on nous objectait que déjà, depuis longtemps, les salles de spectacle et autres lieux de grandes réunions sont éclairés au gaz, nous répondrions que si l'on appréciait à leur juste valeur les avantages et les inconvénients du gaz d'éclairage appliqué dans ces divers lieux, on l'en aurait bientôt banni.

(36) Page 45. — En Espagne, à Séville et à Cadiz, nous avons vu des cimetières qui diffèrent totalement des nôtres. A Séville surtout, le cimetière est une vraie *nécropole*, ayant ses rues et ses places ; rues numérotées et dénommées ; places ornées de parterres et d'arbres. Les constructions sont faites en chaux et en pierres ou briques, le tout recouvert d'un badigeon à la chaux. Chacun des massifs de ces constructions a environ 6 à 8 mètres de hauteur, et présente en épaisseur quelques centimètres de plus que la longueur d'une bière. Chaque façade est divisée en cinq ou six rangées d'alvéoles débouchant à angles droits sur cette façade, et dont les ouvertures très rapprochées entre elles sont uni-

formément alignées et superposées. On introduit la bière par un bout ; on la fait glisser jusqu'au fond de la case, et la tête du défunt se trouve à quelques centimètres en dedans du niveau du mur de façade. On bouche immédiatement l'orifice, pendant la cérémonie funèbre, au moyen d'un peu de plâtre et de quelques briques, et l'on revêt le tout d'un feuillet en pierre ou en marbre, plus ou moins orné de sculptures, et sur lequel sont gravés les noms et titres du défunt. L'aspect général de ces sortes de cimetières est loin d'offrir au promeneur un ensemble triste et désolé, pareil à celui que présentent la plupart de nos cimetières. Les émanations sont nulles, et les cadavres sont assez promptement desséchés et momifiés, tant par l'atmosphère factice formée par les divers gaz qu'ils dégagent que par la haute température et la sécheresse habituelle de l'air de ces contrées. Nous aimerions à voir des essais de ce genre de cimetières tentés dans le midi de la France. Quelle que soit la pompe dont on entoure un *enterrement*, il y a toujours quelque chose d'affligeant et de répugnant à voir enfouir dans la terre le corps d'une personne qui nous est chère ; dans les nécropoles du genre de celles que nous décrivons plus haut, rien de pareil n'a lieu ; l'idée de la transformation cadavérique est presque éloignée, et ces cases sèches, et formées de murs blanchis à la chaux, rappellent les chambres des pyramides d'Egypte. Certes, ces cases, qui ne sont séparés que par un mur de refend en briques de champ, et qui forment 12 à 15 rangées superposées, constituent des tombes bien autrement hygiéniques, par rapport aux vivants, que les monuments que le luxe orgueilleux, bien plus encore qu'un vrai sentiment de regret, élève dans les cimetières de nos grandes villes. Dans ces *caveaux de famille*, en effet, il n'y a que des assises en pierres destinées à recevoir successivement les membres d'une même famille, mais on n'isole pas chaque bière ; il s'ensuit que, lorsqu'on ouvre un caveau qui a reçu un cadavre depuis peu de temps, pour placer une nouvelle bière à ses côtés, il y a dégagement de tous les gaz et de toutes les émanations, suite de la putréfaction cadavérique, au grand préjudice de la santé des assistants, dont souvent même la vie risque d'être compromise. Il n'en est pas de même en Andalousie, où une fois la bière entrée dans la case qui lui est destinée, celle-ci est hermétiquement close à tout jamais. Il y a là économie d'espace, et garantie sous le rapport de la salubrité publique.

(37) Page 49. — « Le gros ventre fait le gros entendement, dit Réveillé-Parise. » — « Comment croire, dit Vaughan, que « les vapeurs qui s'élèvent d'une grosse et vaste panse ne « forment point un brouillard de stupidité entre le corps et la « lumière de l'esprit ? »

En fait d'alimentation, les extrêmes ont toujours de graves inconvénients; nourrissez un peuple de viande exclusivement, et vous créerez, pour ainsi dire, à volonté, des individus brutaux, barbares et sanguinaires. Nourrissez une nation de légumes, et vous diminuez ses forces, en même temps que vous amoindrissez son intelligence. En composant le régime alimentaire de substances animales et végétales, dans certaines proportions, on peut, à la longue, modifier, non-seulement la constitution physique, mais encore les penchants et les qualités morales. « Que ceux, dit Galien, qui ne « pensent pas que la différence des aliments rende les uns « tempérants, les autres dissolus ; les uns chastes, les autres « incontinents ; les uns braves, les autres lâches ; ceux-ci « doux, ceux-là querelleurs ; les uns modestes, les autres « présomptueux ; que ceux, continue-t-il, qui nient cette « vérité viennent près de moi ; qu'ils suivent mes conseils « pour les aliments et les boissons, je leur promets qu'ils en « retireront de grandes leçons pour la philosophie morale ; « ils sentiront augmenter les forces de leur âme ; ils acqué- « reront plus de génie, de mémoire et de prudence. » (Hébert, *Des substances alimentaires*, p. 9.)

Hippocrate, Plutarque, Platon, Aristote et beaucoup d'autres philosophes, pensaient comme Galien à ce sujet. Brillat-Savarin a dit : « Dis-moi ce que tu manges, je dirai qui tu « es. » Hoffmann avance que l'âme est troublée par les qualités nuisibles des choses dont nous faisons continuellement usage, tels que l'air, les aliments, etc. Hippocrate, dans son *Traité du régime*, dit : « Si quelqu'un veut rendre son âme « plus sage, c'est par le régime qu'il y réussira. » Moïse, ainsi que les fondateurs de la religion chrétienne, ont compris le régime dans leurs institutions, pour conserver la santé de l'homme, et le rendre en même temps plus accessible aux bienfaits de la raison.

Les médecins vraiment dignes de ce nom ; ceux qui, dans la pratique de leur art, se tiennent constamment à un point de vue philosophique, savent très bien que, dans la grande majorité des cas, le régime est la base de toute méthode curative. D'après Sprengel, beaucoup de maladies chroniques, contre lesquelles échouent tous les remèdes, s'amendent ou disparaissent sous l'influence d'un régime convenable.

(38) Page 50. — Il est difficile d'établir un bon classement des aliments. Certains auteurs les divisent, en tenant compte de leurs propriétés, en *adoucissants*, *rafraîchissants*, *fortifiants*, *échauffants*. Mais, telle substance qui sera rafraîchissante pour un individu, produira des effets différents ou contraires sur un individu d'un tempérament différent. Bien plus, telle substance agit aujourd'hui de telle manière, qui, chez le même individu, agira tout différemment dans peu de jours peut-être. Et si, en outre, on fait la part du climat, de la saison, ne trouve-t-on pas mille circonstances qui feront varier les propriétés attribuées *à priori* aux aliments.

Si l'on consulte la composition chimique des substances alimentaires, on voit qu'un certain nombre d'entre elles ont pour éléments l'*oxigène*, l'*hydrogène* et le *carbone*, tandis que d'autres reconnues comme plus complètes, comme plus nutritives, contiennent en outre de l'*azote*.

16.

Sans doute, une classification qui serait basée sur la présence ou sur l'absence de l'azote satisferait à bien des exigences, puisqu'il est reconnu que l'azote est l'élément réparateur par excellence ; mais l'analyse de beaucoup de substances alimentaires végétales n'étant point faite ou laissant à désirer, il est impossible, dans l'état actuel de la science, de préciser quels sont les aliments végétaux azotés et quels sont ceux non azotés. Nous donnerons ici, comme une preuve de ce que nous avançons, les analyses de la fécule, faites par MM. Gay-Lussac, Thénard, Berzélius et Th. de Saussure ; sur cent parties de fécule, les trois premiers chimistes n'ont point trouvé d'azote, tandis que le dernier en a trouvé.

Dans ces derniers temps, des chimistes recommandables par leurs travaux ont cherché à établir un nouveau classement des aliments. Ils les ont divisés en *respiratoires* et en *organisateurs.* Les premiers comprennent les substances exclusivement formées de fécule, de sucre, de gelée végétale et d'alcool ; d'après ces chimistes, ces aliments serviraient à fournir à la respiration le carbone qui s'unit à l'oxigène de l'air pour former l'acide carbonique exhalé.

Les aliments appelés par eux *organisateurs* se composent de la *fibrine* (chair musculaire), de l'*albumine* (blanc d'œufs), du *caséum* (fromage) et du *gluten* des céréales ; ils auraient pour effets de réparer les pertes faites par nos organes et de fournir à leur accroissement.

En attendant que ces nouvelles théories soient généralement admises, nous diviserons les aliments en *végétaux* et *animaux.*

Les aliments *végétaux* seront classés en *féculents* proprement dits, en *légumes féculents,* en *légumes non féculents,* en *légumes herbacés* et en *fruits.* Quant aux aliments tirés du règne *animal,* nous traiterons à part des *viandes* et des *poissons ;* les viandes seront subdivisées en quatre catégories : les *viandes fraîches* de *digestion facile* et *peu nutritives ;* celles de *digestion facile* et *très nutritives ;* les *viandes noires*, qui toujours sont difficiles à digérer, et enfin les *viandes fumées* et *salées*. Les *poissons* (et, sous cette dénomination, nous comprenons les moules, les huîtres, les homards, etc.) seront subdivisés en *poissons faciles à digérer* et en *poissons de difficile digestion*. Nous traiterons ensuite des *œufs*, du *lait*, de la *crême*, du *beurre* et des *fromages*. Puis nous passerons en revue les *condiments* et *assaisonnements divers*; les *boissons fermentées* et *non fermentées*, et nous terminerons par quelques mots sur le *thé*, le *café* et le *chocolat*, boissons alimentaires d'un emploi si général aujourd'hui. Il est entendu que nous admettons que l'individu qui fait usage de ces aliments est bien constitué et jouit d'une parfaite santé.

(40) Page 57.—Il est facile d'extraire le gluten de la farine de blé ; on commence par former, dans une assiette, une pâte au moyen d'une certaine quantité de farine (dont le poids est connu) et d'eau ; lorsque la masse est homogène, on la manie doucement entre les doigts, sous un petit filet d'eau, jusqu'à ce qu'il ne reste entre les doigts qu'une substance grisâtre, élastique, qui est le gluten. On reconnaîtra que le gluten ne contient plus d'amidon, à ce que l'eau qui découle sur les doigts tombe limpide et non laiteuse.

(41) Page 61. — En France, les personnes peu instruites sont persuadées que la betterave a la propriété de donner la fièvre ; ces personnes attribuent la même propriété au melon et aux fraises. On peut se rassurer à cet égard ; la betterave n'a jamais occasionné la fièvre ; elle a pu, ainsi que les fraises et le melon, donner lieu à des indigestions chez les gloutons qui en mangent avec excès ; mais ces aliments pris en quantité modérée sont tout aussi digestes que les autres, surtout si en les mangeant on boit un peu de vin, et qu'on assaisonne les fraises avec du sucre, et le melon avec du poivre ou du sucre.

(42) Page 61. — On ne saurait prendre trop de précaution

dans le choix que l'on fait des champignons, d'autant que certaines circonstances dues au climat ou à l'atmosphère peuvent rendre vénéneux des champignons de bonne qualité, et que, dans bien des cas, les champignons vénéneux empoisonnent et tuent en très peu de temps. La première chose à faire, en attendant l'arrivée d'un médecin, lorsqu'une personne est malade après avoir mangé des champignons, c'est de provoquer le vomissement, soit à l'aide de l'eau tiède avalée en quantité, soit à l'aide de chatouillements exercés dans le fond de la bouche avec les barbes d'une plume, soit enfin au moyen de deux grains d'émétique dans un verre d'eau tiède.

(43) Page 67. — Aucun auteur d'hygiène n'a, que nous sachions, insisté sur la nécessité d'enlever l'épiderme des fruits à noyaux et même des poires et des pommes. Cette pellicule est formée d'un tissu sur lequel les sucs de l'estomac sont sans action, et, en outre, elle contient toujours, quel que soit d'ailleurs le degré de maturité des fruits, un principe acre et acerbe qui fait éprouver, lors de la digestion, un sentiment de chaleur et même de brûlure à l'estomac. L'expérience de ce que nous avançons ici est facile à faire, en consommant comparativement de la confiture faite avec des prunes dépouillées de leur épiderme, et de celle préparée avec la même espèce de fruits auxquels on aura conservé la pellicule.

(44) Page 79. — Bien des personnes s'imaginent que les œufs échauffent ; il n'en est rien ; si, après quelques jours de l'usage continu des œufs, on remarque que les garderobes sont moins nombreuses ou moins copieuses, cela tient simplement à ce que les œufs étant composés presque entièrement de parties nutritives, ils sont absorbés et ne laissent que très peu de résidu. Il en est de même, au surplus, pour tous les aliments ; plus ils contiennent de principes nutritifs et moins ils laissent de résidu dans les intestins. Ainsi, on aura des garderobes plus nombreuses et plus copieuses après

avoir mangé des épinards ou tout autre légume herbacé, qu'après avoir mangé des pommes de terre, du pain blanc, et surtout de la viande de bœuf ou de mouton. Il est avantageux de pouvoir apprécier quels sont les aliments qui laissent le moins de résidu, afin de s'en nourrir dans les cas de convalescence de maladies d'intestins, ou bien encore si l'on était atteint de maladies chroniques du tube digestif.

(45) Page 80.—On croit généralement que le lait de chèvre et celui d'ânesse ont une action médicamenteuse, c'est une grave erreur; pourquoi le lait d'ânesse est-il mieux digéré par une personne affaiblie par une longue maladie de poitrine, c'est que ce lait contient une moindre proportion de parties *caséeuses* (de fromage) que celui de la vache ; mêlez à celui-ci la moitié ou le tiers de son poids d'eau, vous diminuez de beaucoup les proportions relatives de son *caséum* et il sera plus facilement supporté par l'estomac. Les analyses faites comparativement sur du lait de vache, de chèvre et d'ânesse, ont fait connaître que le premier contient sur 100 parties 8,95 de *caséum* (fromage) ; que le second en contient 4,38 ; et enfin le dernier 1,95. D'ailleurs, les chèvres étant très friandes de *tithymales*, et ces sortes de plantes communiquant au lait des propriétés âcres et irritantes, il est prudent de s'abstenir du lait de ces animaux.

(46) Page 81. — Les beurres les plus estimés sont ceux de Normandie et de Flandre. En Normandie, les vaches trouvant d'excellents pâturages, donnent des proportions de lait vraiment extraordinaires, surtout si on établit une comparaison avec d'autres parties de la France réputées fertiles. Dans la vallée d'Auge, en Normandie, les vaches donnent 24 litres de lait et plus dans les 24 heures, depuis mai jusqu'à la fin de juillet ; et 16 litres depuis juillet jusqu'à la fin d'octobre. M. de Crud, dans la *Maison rustique du XIXe siècle*, fait mention de vaches remarquables, par leur haute stature et leur fécondité, qui ont fourni jusqu'à 40 litres par jour. La

proportion de lait nécessaire pour obtenir 500 grammes de beurre varie de 9 à 10 litres, en raison surtout de la bonté des pâturages.

(47) Page 82. — A une époque non éloignée de nous, alors que dominait en souveraine la médecine physiologique, un grand nombre de sectateurs de cette doctrine, mus par ce zèle exagéré que l'on retrouve chez les disciples de tous les novateurs, voyaient partout de l'*irritation*, et confondant ainsi la tonicité vitale avec l'état morbide, ils proscrivaient tous les excitants avec une sévérité qui n'eût été que ridicule si elle n'eût pas amené de si fâcheux résultats. L'alimentation était telle, pour ceux qui obéissaient aveuglément aux partisans de cette méthode poussée à ses dernières conséquences, que l'estomac le plus robuste trouvait à peine en lui-même la stimulation indispensable à la digestion, amolli qu'il était par l'énorme quantité de solution de gomme et par tous les débilitants qui furent alors consommés. Aujourd'hui, que la médecine physiologique est rentrée dans les sages limites que lui avait du reste assignées son illustre interprète, on empêche un estomac, dans lequel s'est développé une inflammation franche, d'absorber des excitants ; mais, par contre, on stimule l'estomac mou et paresseux qui, par défaut de tonicité vitale, refuse d'accomplir ses fonctions.

(48) Page 84.—Il existe, dans certaines parties de la France, un préjugé assez fortement enraciné, qui consiste à attribuer à l'huile de pavots, dite *huile douce*, des qualités somnifères. En Lorraine, on persuaderait difficilement à beaucoup de gens que l'*huile douce* est aussi inoffensive que l'huile d'olives pure ; et le peuple attribue généralement les morts subites aux pernicieux effets de l'huile de pavots consommée habituellement. Il n'est pas difficile de prouver que cette huile ne fait courir absolument aucun danger à ceux qui en usent même fréquemment ; en effet, l'analyse chimique fait reconnaître que les *capsules* ou *coques* du pavot contiennent

seules de l'opium, et que les graines (qui fournissent l'huile) ne contiennent absolument aucun principe narcotique.

(49) Page 87. — M. Guérard, dans un intéressant mémoire lu, il y a quelques années, à l'Académie royale de Médecine, et qui a pour titre : *Des accidents qui peuvent succéder à l'ingestion des boissons froides, lorsque le corps est échauffé*, dit que ce ne sont pas les boissons très froides qui produisent la mort instantanée, ou de graves accidents, mais bien celles qui sont à la température ordinaire des caves (12° au-dessus de zéro). M. Guérard n'a pas rencontré d'exemple de mort instantanée due à l'ingestion de boissons à zéro et au-dessous, ce qu'il explique par la lenteur avec laquelle les liquides à une basse température sont introduits dans l'estomac, et par la petite quantité de boisson ingérée dans un temps déterminé.

Le même auteur rapporte le fait suivant, comme une preuve des funestes méprises dont peuvent être cause les accidents graves survenus à la suite de l'ingestion des boissons froides dans certains cas. Le Dauphin, fils de François Ier, jouant à la paume, à Tournon, et excédé de soif et de chaleur, avala un verre d'eau fraîche, et mourut en quatre jours d'une pleurésie aiguë. On crut généralement à un empoisonnement. Le comte Montecuculli, échanson du prince, fut mis à la question, et, vaincu par la douleur, il déclara avoir mis de l'arsenic dans l'eau destinée au prince ; il fut écartelé !

(50) Page 93. — Les Belges, les Hollandais, et les autres peuples du nord, consomment une grande quantité de bière, et n'en sont jamais incommodés, parce qu'ils ont la sage habitude de terminer les libations de bière par un verre de bon vin, ou par un petit verre de rhum ou de genièvre.

(51) Page 93. — Les personnes qui désireraient connaître d'une manière détaillée tout ce qui a rapport au thé, pourront consulter avec fruit la *Monographie du thé*, par M. Houssaye ; Paris, 1843.

(52) Page 98. — L'invention du chocolat sans aromates, dit *de santé*, date de l'époque où la médecine *physiologique* avait le pas sur les autres systèmes médicaux. On avait fini par se persuader que les stimulants, même les plus innocents, étaient funestes à la santé, et à force de priver l'estomac des excitants les plus convenables à entretenir ses fonctions à l'état normal, on en était arrivé à fatiguer cet organe par une nourriture fade et insipide. Aujourd'hui, on est rentré dans une voie plus rationnelle, et l'on comprend parfaitement qu'il faut à un aliment naturellement indigeste, tel que le chocolat, le concours de la vanille ou de la cannelle dans des proportions convenables pour aider aux forces digestives. Aussi, beaucoup de personnes dont l'estomac ne peut supporter le chocolat dit de santé, s'accommodent très bien du chocolat à la vanille ou à la cannelle.

(53) Page 108. — L'idée de la chemise de mousseline claire nous appartient, et nous la revendiquons ici d'autant plus volontiers, que depuis 15 ans que nous faisons usage de ces doubles chemises, et que nous les avons fait adopter à beaucoup de personnes dans le cours de notre pratique médicale, nous n'avons eu qu'à nous féliciter de cette heureuse innovation.

(54) Page 111. — Les médecins se sont toujours élevés et ils s'éleveront toujours contre l'usage du corset, qui présente une foule d'inconvénients et n'offre aucun avantage. Le corset en comprimant le bas de la poitrine, tend à maintenir presqu'immobile deux cavités qui ont besoin de pouvoir se dilater en toute liberté; ces deux cavités sont, d'une part, la poitrine dans laquelle le jeu des poumons doit pouvoir se faire à l'aise, et, d'autre part, le ventre qui, surtout après les repas, a besoin de n'être pas comprimé pour permettre à la digestion de se faire convenablement. Le corset s'oppose, en outre, aux mouvements alternatifs du cœur et des gros vaisseaux; il s'ensuit donc que cette espèce de cuirasse

t aux trois fonctions les plus importantes : la *respiration*, *circulation* et la *digestion*. Il est une des causes prédisantes du crachement de sang, de la phthisie, des palpitaons, des anévrismes, des cancers de l'estomac, etc., etc. les femmes pouvaient apprécier aussi complètement que font les médecins tous les inconvénients du corset, il y a ıgtemps que cette mode, introduite en France par Catherine Médicis, serait tombée. Ajoutons à ceci que la forme ificielle donnée au corps de la femme par le corset est ıt à fait contraire au bon goût et aux règles de l'art, qui ıt qu'un torse bien fait ne soit point rétréci à sa partie ›yenne comme le corps d'une guêpe. Que dirait-on de la *ıdeleine de Canova* ou de la *Vénus de Médicis*, si leur corps ait *fusiforme* comme celui de certaines femmes desquelles ıt dit : qu'elles ont une jolie taille ? Disons encore qu'on ne it pas assez attention à un fait qui est cependant bien vrai, ıoiqu'au premier abord l'énoncé de ce fait ait l'air d'un paıdoxe : c'est que s'il y a tant de jeunes personnes qui ont ıe épaule plus forte que l'autre, ou la taille déviée, *cela ıt dû aux corsets*. En effet, notre corps présente deux ıoitiés qui semblent symétriques, et ce n'est qu'en comparant les deux côtés du corps avec une grande attention, u'on s'aperçoit que presque toujours il y a, soit du côté lroit, soit du côté gauche, une légère différence de développenent ; or, qu'arrive-t-il dans la plupart des cas, c'est que, sans enir compte de ces légères différences, on affuble les jeunes illes d'un corset dès l'âge de sept à huit ans, et que ce corset étant parfaitement symétrique, il s'ensuit que l'un des côtés du corps se trouve remplir plus exactement le corset que l'autre côté et qu'il finit par faire dévier les baleines du corset, ce dont on peut s'assurer après quelques mois d'usage. On comprend que, dès-lors, les courbures vicieuses ne font que s'accroître. J'entends les mères de famille me demander par quoi je remplacerais le corset ; je leur réponds : par rien du tout. Les hommes sont-ils déjetés, n'ont-ils pas en général la taille parfaitement droite et le torse bien développé; mais aussi ils n'ont pas, dès leur jeune âge, les muscles du tronc comprimés d'une manière permanente entre une cuirasse baleinée d'une part, et la surface résistante que présentent les côtés et les omaplates de l'autre. Un exemple pris sur ce qui se passe journellement dans les cas de fractures des membres pourra faire mieux comprendre notre assertion; on observe, en effet, que lorsqu'une jambe est fracturée, et que ce membre est soumis, pendant six semaines ou plus à la compression permanente d'un bandage, on trouve, lors de la guérison de la fracture, que les muscles ont éprouvé un commencement d'atrophie, et que ce n'est que longtemps après la cessation de la compression qu'ils ont subi que le membre reprend les mêmes dimensions et la même force que le membre parallèle.

Depuis quelques années on a introduit chez nous les exercices gymnastiques; cette pratique, *renouvelée des Grecs*, peut, sans contredit, produire de grands avantages sous le rapport du complet développement des muscles et de l'équilibration des forces du corps. Mais on aurait dû se rappeler que les femmes grecques *ne portaient ni corset ni rien d'analogue*, et qu'il y a contradiction flagrante à exiger un exercice plein et complet, de muscles aussi rudement emprisonnés que le sont ceux de nos jeunes filles. Quel est l'homme qui, ayant les bras comprimés dans toute leur longueur par des bandes, s'aventurerait aux manœuvres de la gymnastique ?

Répétons-le donc en terminant, si les femmes n'étaient pas soumises à l'inévitable compression du corset, elles verraient leur torse se développer à l'aise et elles acquéreraient une élégance de formes, une force et une santé que beaucoup d'entre elles n'ont jamais connu et ne connaîtront jamais.

(55) Page 119. — C'est par suite d'un préjugé, malheureusement encore trop répandu, que dans beaucoup de pays on comprime le corps et les membres des jeunes enfants dans

n *maillot*, qui leur ôte entièrement la faculté de se mouvoir t d'étirer leurs membres endoloris par une longue pression; ussi les cris que poussent ces pauvres enfants n'ont le lus souvent pas d'autre cause que cette compression barare et les efforts qu'ils font pour se débarrasser de leurs ntraves. Enlevez le maillot à un enfant qui crie et vous le errez aussitôt cesser de pleurer. « *Ils crient*, dit Rousseau « dans son *Emile* (livre Ier), en parlant des enfants, *du « mal que vous leur faites; ainsi garrottés, vous crieriez « plus fort qu'eux.* »

(56) Page 121. — D'après des expériences récemment faites, on sait qu'en recouvrant la peau d'un animal avec un enduit imperméable, on occasionne la mort en quelques jours et même parfois en quelques heures, par suite de l'altération du sang. A la suite de semblables expériences on a trouvé le foie engorgé de sang; il y a eu dévoiement et la membrane muqueuse des intestins présentait des traces évidentes d'inflammation. On a vu aussi se produire des épanchements séreux dans le péricarde et dans les plèvres. Ces divers accidents sont survenus d'autant plus rapidement et ils ont été d'autant plus intenses, que la peau a été enduite sur une plus grande étendue. Ces curieuses expériences démontrent combien il faut avoir soin d'éviter tout ce qui pourrait empêcher la peau de remplir ses fonctions d'une manière complète.

(57) Page 123. — Il est bien entendu que nous ne parlons pas ici du frisson que l'on ressent en entrant dans l'eau, mais du frisson que l'on éprouve au bout de quelque temps passé dans le bain. Une précaution qui peut retarder l'apparition de ce frisson, c'est celle qui consiste à ne pas sortir de l'eau les parties qui ont déjà été immergées; en effet, si l'on sort de l'eau les épaules ou les bras, par exemple, l'air fait évaporer rapidement la petite quantité d'eau restée à la surface de la peau et le frisson général ne tarde pas à se faire sentir.

FIN DES NOTES.

TABLE DES MATIÈRES.

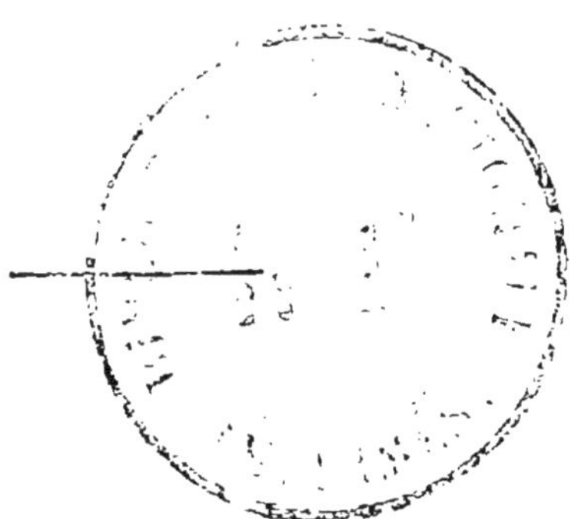

www.ingramcontent.com/pod-product-compliance
Ingram Content Group UK Ltd.
Pitfield, Milton Keynes, MK11 3LW, UK
UKHW021905260726
13966UKWH00006B/677